Le 5 Leggi Biologiche

La Pelle e le Allergie Cutanee

La Nuova Medicina del Dr. Hamer

Le 5 Leggi Biologiche
La Pelle e le Allergie Cutanee
La Nuova Medicina del Dr. Hamer

ISBN-13: 9781499155440
ISBN-10: 1499155441

Editore: CreateSpace Independent Publishing Platform

Per informazioni e ordini del libro si può contattare l'Autore ai seguenti indirizzi:

www.5leggibiologiche.it

info@5leggibiologiche.it

Avvertenze

L'autore declina ogni responsabilità circa le informazioni e l'utilizzo degli argomenti trattati in questo testo. Nulla di quanto esposto vuole sostituirsi alla medicina accademica e ufficiale.

Ad oggi le scoperte del Dr. Hamer non sono ancora state verificate e riconosciute da parte della Medicina ufficiale.

Si ricorda al lettore che questo testo non vuole sostituirsi ad alcuna diagnosi e terapia medica, ma lo stesso è tenuto a rivolgersi a terapeuti competenti per confrontare i benefici e i rischi delle terapie attualmente offerte.

Andrea Taddei

Le 5 Leggi Biologiche

Ossa, Muscoli e Articolazioni

La Nuova Medicina del Dr. Hamer

Sommario

a Matilde

Presentazione

Le 5 Leggi Biologiche scoperte dal Dr. Hamer rappresentano una nuova chiave di lettura e di comprensione di tutti i processi definiti patologici.

Questo libro tratta in maniera approfondita i conflitti riguardanti i conflitti della pelle sia della componente epidermica, con i relativi conflitti di separazione, che della componente dermica con i conflitti di protezione.

Sono altresì spiegate dal punto di vista delle 5 Leggi Biologiche, le più comuni e diffuse patologie a carico della cute come: l'acne, i calli, gli angiomi, l'alopecia, le verruche, l'Herpes labiale e genitale, l'Herpes Zooster, la disidrosi, la cellulite, la psoriasi, la dermatite, l'eczema, l'orticaria, la vitiligine, la pediculosi e le allergie cutanee.

La Nuova Medicina Germanica® scoperta dal Dr. Ryke Geerd Hamer e sistematizzata nelle 5 Leggi Biologiche, rappresenta un cambiamento nella comprensione di quella che è comunemente chiamata Malattia.

Attraverso i suoi studi, il Dr. R. G. Hamer è arrivato alla constatazione che i processi patologici non sono "errori della natura" bensì Programmi Biologici Sensati della Natura conseguenti ad eventi ben precisi.

Questo libro è stato scritto con l'intento di portare una maggior comprensione sulle problematiche inerenti la pelle.

Premessa

Il libro è composto da 2 sezioni: una prima sezione illustra e spiega le 5 leggi biologiche, il loro significato e quello che comportano; mentre nella seconda sezione vengono affrontati nel dettaglio i conflitti relativi dell'epidermide e i conflitti relative del derma. Il libro non vuole fornire unicamente un "ricettario" delle patologie della cute ma vuole portare il lettore a comprendere anche il perché, il come, il quando e per quanto tempo si manifestano le cosidette patologie cutanee in relazione al vissuto personale. Sono altresì spiegate le allergie cutanee alla luce delle 5 Leggi Biologiche della Natura.

"Ogni separazione ci fa pregustare la morte. Ogni riunione ci fa pregustare la risurrezione".

Arthur Schopenhauer

1. Le 5 Leggi Biologiche

La 1° Legge Biologica della Natura

1° CRITERIO: ogni programma speciale, biologico e sensato (SBS) è originato da una DHS (Sindrome di Dirk Hamer), cioè con uno shock conflittuale inaspettato, acuto e drammatico, vissuto intensamente e con una sensazione di isolamento. A partire dalla DHS, ogni SBS si manifesta simultaneamente sui tre livelli: psiche, cervello e organo.

2° CRITERIO: la DHS determina la localizzazione del SBS a livello sia del cervello, il cosiddetto Focolaio di Hamer, che dell'organo, dove si produce un'alterazione organica.

3° CRITERIO: il decorso del SBS è sincrono sui tre livelli (psiche, cervello e organo), dalla DHS alla soluzione del conflitto (CL), compresa l'epicrisi (CE) al culmine della fase Post-Conflittolitica (PCL) fino al ritorno alla normalità (normotonia).

Come riprodotto in figura, abbiamo una linea che rappresenta il tempo che passa, dove, secondo i casi, posso trovare: secondi, minuti, ore, giorni, mesi oppure anni.

tempo

Sopra questa linea è rappresentato il sistema nervoso simpatico, detto anche ortosimpatico (vedi Appendice).

ortosimpaticotonia

tempo

Sotto la linea del tempo è rappresentato il sistema nervoso parasimpatico.

tempo

parasimpaticotonia o vagotonia

Normalmente ci troviamo in uno stato di normotonia:

tempo

ovvero, fluttuiamo fisiologicamente da un'attivazione del sistema nervoso simpatico ad un'attivazione del sistema nervoso parasimpatico: è il ritmo giorno-notte, attività-riposo.

Durante questa normotonia può accadere, ed è del tutto normale, che un evento acuto, inaspettato, improvviso, drammatico, mi coglie in contropiede e lo vivo come uno stato d'isolamento:

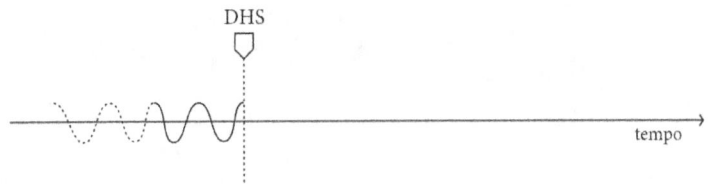

Questo evento (DHS) segna l'inizio immediato di una cascata di modificazioni che avverranno contemporaneamente e istantaneamente su tre livelli: a livello psichico avrò il ricordo del conflitto biologico (DHS), a livello del tessuto cerebrale si attiveranno delle aree cerebrali (HH – Focolaio di Hamer) rapportate all'evento vissuto, mentre a livello degli organi o dei visceri, sempre in relazione all'evento vissuto, si verificheranno delle modificazioni funzionali e strutturali.

La DHS è un evento biologico e non psicologico; un evento al quale l'organismo vivente deve reagire in modo ottimale e immediato perché è a rischio la propria incolumità, la propria esistenza o l'esistenza del gruppo a cui appartiene.

La 2° Legge Biologica della Natura

Tutti i programmi speciali con senso biologico (SBS) constano di due fasi, a condizione che si arrivi alla soluzione del conflitto.

La 2° Legge Biologica descrive il programma Speciale Biologico e Sensato della natura (SBS); l'andamento bifasico dello stato di simpaticotonia/parasimpaticotonia seguente al conflitto biologico (DHS) vissuto dall'individuo in un particolare momento e sarà scandito da una serie di eventi precisi:

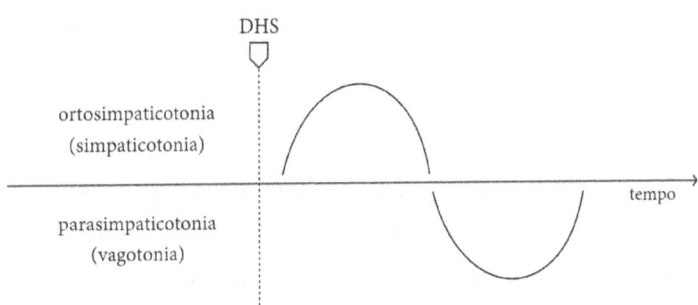

Dal momento della DHS, con una logica del tutto sensata dal punto di vista biologico, si assiste ad un'attivazione del sistema nervoso ortosimpatico. Questa attivazione è assolutamente ottimale per permettere all'individuo di reagire a quell'evento inaspettato, improvviso e che lo ha colto in contropiede.

L'attivazione del sistema ortosimpatico perdurerà fino a quando non si sarà risolto il conflitto iniziale (DHS). Questo stato di simpaticotonia può essere più o meno intenso (massa conflittuale) a seconda del tipo di conflitto vissuto. Per tutta la durata dello stato di simpaticotonia si avranno dei segni fisici e psichici che mi indicheranno che sono in uno stato di Conflitto Attivo (CA):

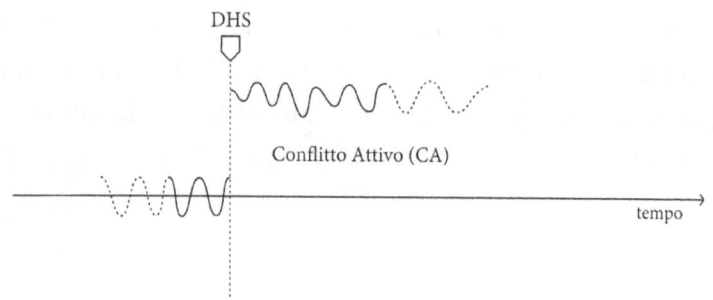

A livello psichico si continuerà a pensare a ciò che è successo (pensiero ossessivo) sia di giorno sia di notte (se è stata particolarmente intensa), essendoci uno stato di attivazione del sistema nervoso simpatico.

A livello vegetativo si avranno: mani e piedi freddi, pelle fredda, inappetenza, perdita di peso, insonnia con risvegli tra la 01 e le 03 della mattina e iperattività, essendoci una stimolazione del sistema nervoso simpatico.

A livello cerebrale, visualizzabili alla TAC (Tomografia Assiale Computerizzata) senza mezzo di contrasto, avrò la formazione dei cosiddetti Focolai di Hamer (HH) in determinate aree relative al conflitto vissuto e all'organo corrispondente.

A livello organico avverrà una modificazione strutturale e funzionale, dipendente dall'origine embriologica del tessuto che è stimolato dal sistema simpatico (3° Legge Biologica). Nella fase di Conflitto Attivo, se non con rare eccezioni, non si hanno sintomi.

Questo stato di simpaticotonia successivo alla DHS permette all'individuo di poter risolvere il conflitto in tempi utili (giorni, settimane o mesi) e se questo avviene, si parlerà di Conflittolisi (CL):

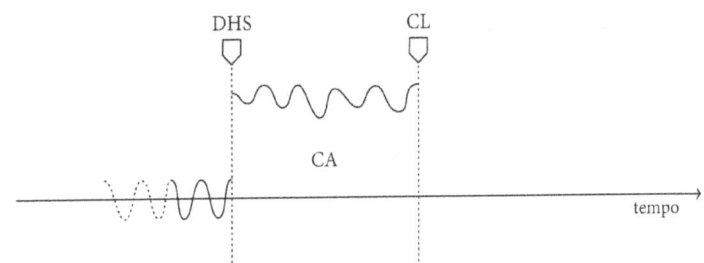

La Conflittolisi (CL) segna il passaggio ad una seconda fase, opposta alla prima, dove si verifica un'attivazione del sistema parasimpatico o vagotonia:

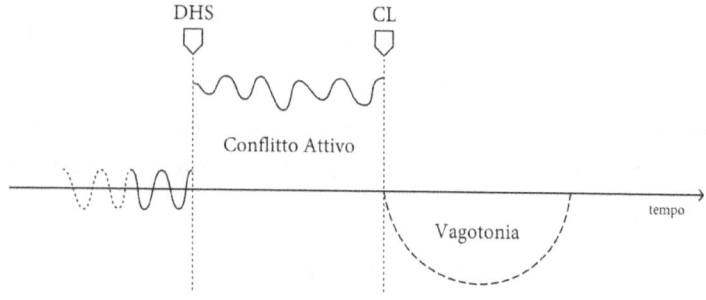

Questa seconda fase vagotonica è composta di una Fase A post-conflittolitica (PCL-A), una fase o picco simpaticotonico, detta Crisi Epilettoide (CE) e una Fase B post-conflittolitica (PCL-B). La durata temporale di questa fase è in relazione alla durata del Conflitto Attivo.

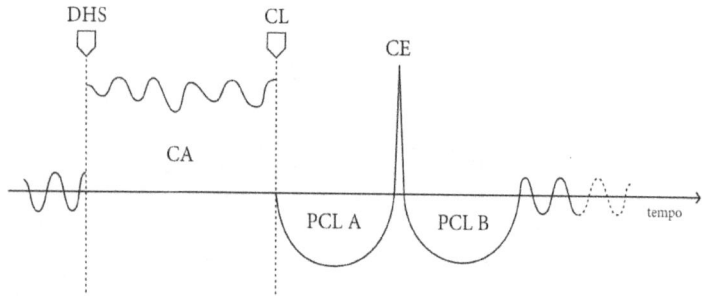

Per tutta la durata dello stato di vagotonia, definita anche fase di risoluzione, avvertirò sintomi fisici e psichici che mi indicheranno che sono in uno stato di Post Conflittolisi.

A livello psichico non si penserà più a quella cosa che è successa, ormai risolta e lontana, e si sarà molto tranquilli.

A livello vegetativo si avranno: mani e piedi caldi, stanchezza e altri segni in relazione all'attivazione del parasimpatico.

A livello cerebrale, visualizzabili alla TAC (Tomografia Assiale Computerizzata) senza mezzo di contrasto, si avranno i Focolai di Hamer (HH) con una diversa conformazione delle aree riguardanti il conflitto vissuto e all'organo rispetto alla fase simpaticotonica.

A livello organico avverrà una modificazione strutturale e funzionale in direzione opposta rispetto alla fase simpaticotonica (3° Legge Biologica). In questa fase compariranno segni e sintomi fisici in relazione precisa alla DHS subita in precedenza.

La 3° Legge Biologica della Natura

II sistema ontogeneticamente condizionato dei Programmi Speciali con Senso Biologico (SBS).

Ogni tessuto deriva originariamente da uno dei tre foglietti germinativi definiti: Endoderma, Mesoderma (Antico e Recente) ed Ectoderma (vedi Appendice). Ogni singolo tessuto che deriva da un preciso foglietto embrionale è sottoposto ad una stimolazione del sistema nervoso autonomo (simpaticotonia-parasimpaticotonia) e può incorrere in quattro diverse alterazioni strutturali e funzionali:

o   aumento di tessuto *(proliferazione)*

o   diminuzione di tessuto *(necrosi, ulcera)*

o   aumento della funzione del tessuto *(iperfunzione)*

o   diminuzione della funzione del tessuto *(ipofunzione)*

Tutti i tessuti che derivano dall'Endoderma nella Fase Simpaticotonica (CA) vanno incontro ad un aumento di tessuto e di funzione, mentre nella fase parasimpaticotonica (PCL) vanno incontro ad una riduzione di tessuto e di funzione:

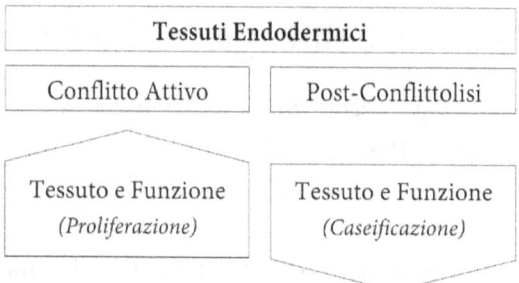

Tutti i tessuti che derivano dal Mesoderma Antico nella fase simpaticotonica (CA) vanno incontro ad un aumento di tessuto e di funzione, mentre nella fase parasimpaticotonica (PCL) vanno incontro ad una riduzione di tessuto e di funzione:

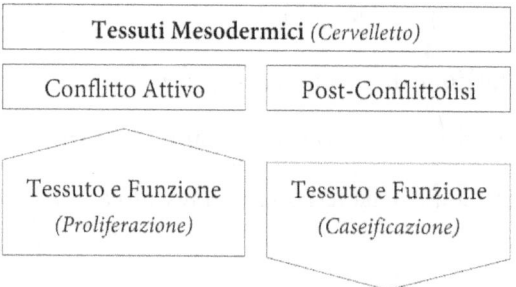

Tutti i tessuti che derivano dal Mesoderma Recente nella fase simpaticotonica (CA) vanno incontro ad una riduzione di tessuto e di funzione, mentre nella fase parasimpaticotonica (PCL) vanno incontro ad un aumento di tessuto e di funzione:

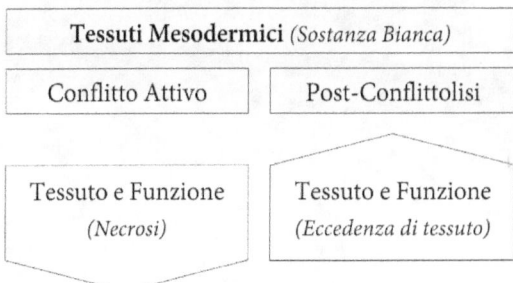

Tutti i tessuti che derivano dall'Ectoderma nella fase simpaticotonica (CA) vanno incontro ad una riduzione di tessuto e di funzione, mentre nella fase parasimpaticotonica (PCL) vanno incontro ad un aumento di tessuto e di funzione:

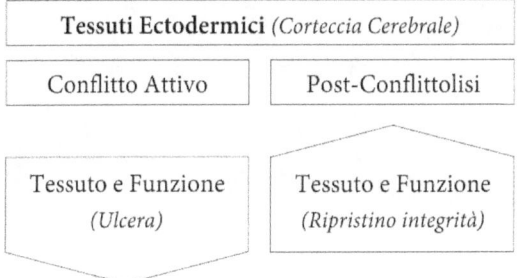

La 4° Legge Biologica della Natura

Il sistema geneticamente determinato dei microbi nella storia dell'evoluzione.

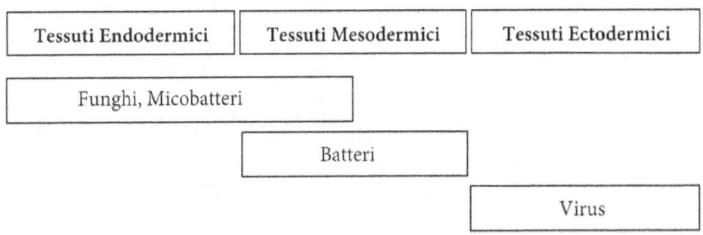

Funghi, batteri e virus partecipano attivamente nella seconda fase della curva bifasica (PCL), ottimizzando la fase di soluzione.

I funghi e micobatteri (TBC) partecipano alla riduzione di quel tessuto che deriva dall'Endoderma che in fase attiva (CA) è aumentato, ovvero operano una caseificazione solamente in fase Post-Conflittolitica. I micobatteri si possono trovare anche in una parte dei tessuti che derivano dal Mesoderma Antico.

I batteri che derivano dal Mesoderma, proliferano in fase attiva (CA) e ottimizzano la soluzione dei tessuti (PCL).

I virus li troviamo nei tessuti che derivano dall'Ectoderma in fase PCL e ottimizzano la riparazione, ripristinando la struttura.

La 5° Legge Biologica della Natura

La quintessenza

La 5° legge biologica ricorda che i programmi speciali biologici sensati (SBS), attivati con una DHS, hanno un senso biologico preciso per garantire la sopravvivenza dell'individuo o del gruppo.

Il Senso Biologico è per tutti i tessuti in Conflitto Attivo, tranne che per i tessuti che derivano dal Mesoderma Recente, diretto dalla Sostanza Bianca, in cui avviene alla fine della fase di soluzione (normotonia).

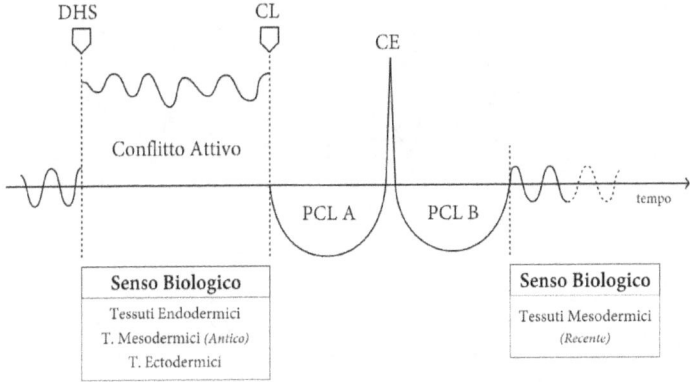

2. I Conflitti biologici

Tra tutto quello che una persona vive quotidianamente, solamente alcuni eventi rappresenteranno una DHS. Sono tutti quei conflitti-eventi in cui avvengono queste condizioni:

o   inaspettato

o   improvviso

o   acuto

o   drammatico

o   vissuto nell'isolamento

Sono definiti Conflitti Biologici perché l'evento che accade rappresenta una "difficoltà biologica" a cui l'individuo deve rispondere e superare per garantire la sua integrità biologica, la sopravvivenza o l'integrità del gruppo a cui appartiene.

La reazione è automatica, immediata, istintiva e non mediata dall'Io. Solamente questi conflitti possono essere definiti biologici e sono i soli che permetteranno di iniziare il programma speciale, biologico e sensato (SBS); diverso completamente dai quei conflitti, studiati in psicologia, in cui il conflitto rappresenta uno scontro tra ciò che una persona desidera e un'istanza interiore, interpersonale che impedisce la soddisfazione del bisogno, dell'esigenza o dell'obiettivo connessi a tale desiderio.

Questi rappresentano, certamente un disagio per l'individuo, ma non avranno la capacità di produrre l'attivazione di un programma speciale biologico e sensato.

I conflitti biologici, che possono rappresentare una DHS, sono:

o Conflitti del "Boccone"
o Conflitti del "Sentirsi Attaccati"
o Conflitti di "Auto-svalutazione"
o Conflitti di "Territorio e Separazione"

Unicamente questi conflitti, solamente se vissuti come DHS dall'individuo (inaspettati, improvvisi, drammatici e vissuti in isolamento), andranno a produrre delle modificazioni tessutali e funzionali, come risposta sensata, seguendo l'andamento della curva bifasica e della 3° Legge Biologica, e ci sarà una relazione precisa tra l'evento vissuto (DHS) e i segni e sintomi che si manifesteranno in fase di risoluzione.

I conflitti e il programma speciale, biologico e sensato (SBS) che si producono ci permettono sia come individui sia come specie, di sopravvivere nei casi più gravi e nei casi meno drammatici di "reagire sensatamente" all'evento inatteso.

Conflitto del "boccone"

Questi conflitti sono legati alla sopravvivenza dell'individuo, della specie e al mantenimento delle funzioni vitali: mangiare, digerire, assimilare, eliminare, evacuare, respirare, udire e riprodursi.

Il conflitto del boccone, con tutte le sue sfumature, coinvolge i tessuti che derivano dall'Endoderma, vale a dire da quel foglietto embrionale direttamente interessato al mantenimento vitale del corpo e da essi derivano:

o Submucosa orale
o Palato
o Ghiandole parotidi
o Ghiandole salivari sublinguali
o Tonsille
o Adenoidi *(faringe)*
o Ghiandole lacrimali
o Iride
o Ghiandola tiroidea
o Ipofisi posteriore
o Orecchio medio
o Tromba d'Eustachio
o Terzo inferiore dell'esofago *(eccetto 2/3 inferiori)*
o Alveoli polmonari
o Grande curvatura dello stomaco *(eccetto piccola curvatura)*
o Parenchima epatico *(eccetto dotti biliari e colecisti)*

- Parenchima pancreatico *(eccetto dotti pancreatici e isole del Langerhans)*
- Epitelio cilindrico del tratto gastro-intestinale
- Duodeno *(eccetto il bulbo duodenale)*
- Intestino tenue, crasso e sigma
- Parte interna dell'ombelico
- Midollare del surrene *(eccetto corteccia surrenale)*
- Tubuli collettori renali
- Submucosa rettale
- Trigono della vescica
- Mucosa del corpo dell'utero
- Ghiandole del Bartolini
- Tube di Falloppio
- Tessuto ovarico *(eccetto tessuto interstiziale)*
- Tessuto testicolare
- Prostata
- Ghiandole che producono lo smegma
- Muscolatura liscia.

Il boccone, fondamentale per la sopravvivenza dell'individuo, oltre che al cibo, è associato anche al boccone aria (alveoli polmonari), boccone luce (occhio, enteroidea), boccone uditivo (orecchio medio), boccone acqua (tubuli collettori renali).

Il contenuto emotivo dei conflitti "del boccone" riguardanti l'uomo sono, per citarne solo alcuni:

- Conflitto di non poter digerire il "boccone"

o   Conflitto per contrarietà indigesta

o   Conflitto di paura-panico di morire

o   Conflitto di non poter afferrare il boccone

Conflitto del "sentirsi attaccati"

Questi conflitti sono relazionati al sentirsi attaccati da tutto quello che è esterno all'individuo, sentirsi attaccati all'integrità.

Il conflitto del sentirsi attaccati, con tutte le sue sfumature, coinvolge tutti i tessuti che derivano dal Mesoderma Antico, foglietto embrionale direttamente interessato alla protezione dell'individuo. Da esso derivano:

o   **Derma**

o   Ghiandola mammaria (eccetto dotti)

o   Pericardio

o   Pleura

o   Peritoneo

Il contenuto emotivo dei conflitti del "sentirsi attaccati" riguardanti l'uomo sono, per citarne solo alcuni:

o   Conflitto di non volere il contatto

o   Conflitto di attacco alla propria integrità

o   Conflitto di deturpazione zonale

o   Conflitto di attacco contro il cuore

Conflitto di "auto-svalutazione"

Questi conflitti sono in relazione al sentirsi svalutati, al non riuscire, al non essere adeguati e al non essere all'altezza, a non riuscire ad andare avanti...

Il conflitto di auto-svalutazione, con tutte le sue sfumature, coinvolge tutti i tessuti che derivano dal Mesoderma Recente, ovvero a quel foglietto embrionale direttamente interessato alla crescita e al rafforzamento dell'individuo. Da esso derivano:

- o   Tessuto connettivo
- o   Tessuto linfatico *(linfonodi)*
- o   Tessuto tendineo
- o   Tessuto adiposo
- o   Tessuto cartilagineo
- o   Tessuto osseo
- o   Denti *(dentina)*
- o   Milza
- o   Muscolatura striata
- o   Parete delle arterie
- o   Parete delle vene
- o   Tessuto miocardico
- o   Muscolatura liscia uterina
- o   Muscolatura del collo dell'utero
- o   Muscolatura anulare dello sfintere del collo dell'utero
- o   Muscolatura *(striata)* della vescica
- o   Muscolatura anulare dello sfintere vescicale

o   Muscolatura liscia del tratto intestinale

o   Muscolatura *(striata)* del retto

o   Muscolatura anulare dello sfintere anale

o   Corteccia Surrenale

o   Tessuto interstiziale ovarico *(escluso parenchima)*

o   Tessuto interstiziale testicolare *(escluso parenchima)*

o   Parenchima renale

Il contenuto emotivo dei conflitti di "svalutazione" riguardanti l'uomo sono, per citarne solo alcuni:

o   Conflitto di svalutazione intellettuale

o   Conflitto di non sentirsi all'altezza

o   Conflitto di non riuscire a liberarsi

o   Conflitto di perdita di una persona

o   Conflitto di avere "una palla al piede"

Conflitto di "territorio e separazione"

Questi conflitti sono relazionati al gruppo al quale si appartiene, al territorio e alla separazione. Il conflitto di territorio (lotta e separazione), con tutte le sue sfumature, coinvolge tutti i tessuti che derivano dall'Ectoderma, ovvero di quel foglietto embrionale direttamente interessato alla lotta per il territorio e alla separazione. Dall'Ectoderma derivano:

o   **Epitelio pavimentoso:**

   o   dei dotti tiroidei

- della laringe
- degli archi branchiali
- dei dotti lattiferi (*mammella*)
- della mucosa bronchiale
- dei dotti pancreatici
- delle vie biliari
- del bacinetto renale e ureteri
- **dell'epidermide**
- della palpebra e della congiuntiva
- dotti lacrimali
- dotti della parotide e ghiandole sublinguali

- Corpo vitreo, cornea e cristallino
- Smalto dei denti
- Intima delle arterie e vene coronariche
- Mucosa nasale e seni paranasali
- Mucosa orale
- Mucosa dei 2/3 superiori dell'esofago
- Mucosa gastrica (*piccola curvatura*)
- Mucosa del collo e orifizio dell'utero
- Mucosa vaginale
- Mucosa rettale
- Mucosa vescicale (*eccetto il trigono*)
- Pancreas (*cellule alfa e beta*)
- Periostio

Il contenuto emotivo dei conflitti di "territorio e separazione" riguardanti l'uomo sono, per citarne solo alcuni:

- Conflitto di territorio
- Conflitto di minaccia di territorio
- Conflitto di rancore di territorio
- Conflitto di non poter "marcare" il territorio
- Conflitto di separazione
- Conflitto di non aver diritto di mordere

3. I Relè Cerebrali

Come descritto nel secondo criterio della prima legge biologica:

"2° CRITERIO: la DHS determina la localizzazione del SBS a livello sia del cervello, il cosiddetto Focolaio di Hamer, che dell'organo, dove si produce un'alterazione organica".

Nel medesimo istante della DHS, si creano a livello cerebrale delle alterazioni in aree cerebrali ben precise e mappate, definite Focolai di Hamer. Queste aree sono in relazione precisa al tipo di DHS e, conseguentemente, sono in relazione ai Focolai dell'organo, ovvero al tessuto periferico, organo o viscere associato:

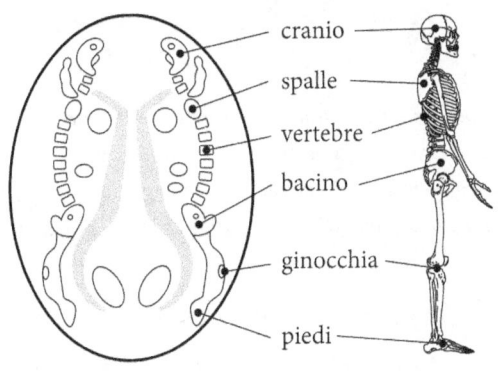

Relè cerebrali della
Sostanza Bianca

Tutti i conflitti definiti "del boccone", che hanno come tessuti una derivazione endodermica, hanno i relè cerebrali nel tronco cerebrale :

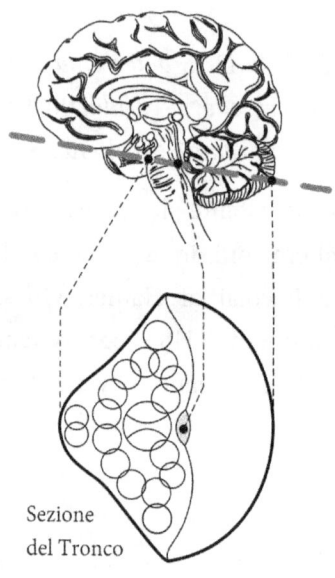

Sezione del Tronco

"Solo per consentire al lettore di poter comprendere i relè cerebrali (Focolai di Hamer, FH) scoperti dal Dr. Hamer viene qui riportato lo schema grafico senza corrispondenza con gli organi e visceri. Per l'approfondimento si consiglia di riferirsi ai testi originali riportati in bibliografia".

Tutti i conflitti definiti "del sentirsi attaccati", che hanno come tessuti una derivazione mesodermica (antica), hanno relè cerebrali nel cervelletto :

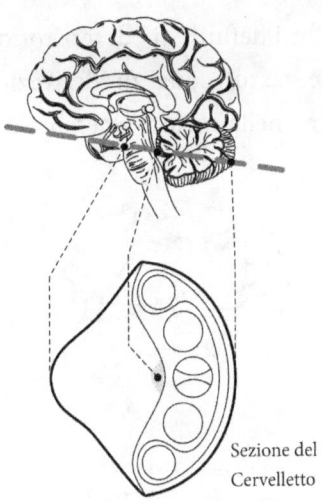

Sezione del
Cervelletto

Tutti i conflitti definiti "auto-svalutazione", che hanno come tessuti una derivazione mesodermica (recente), hanno i relè cerebrali nella sostanza bianca:

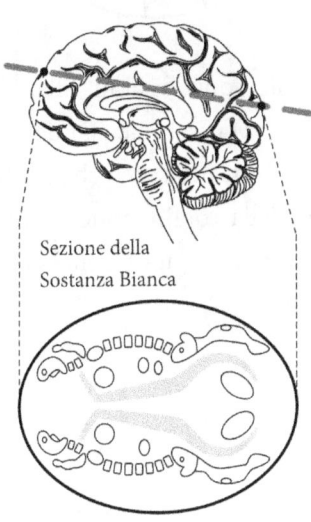

Sezione della
Sostanza Bianca

Tutti i conflitti definiti di "di territorio e separazione" e che hanno come tessuti una di derivazione ectodermica, hanno relè cerebrali nella corteccia cerebrale:

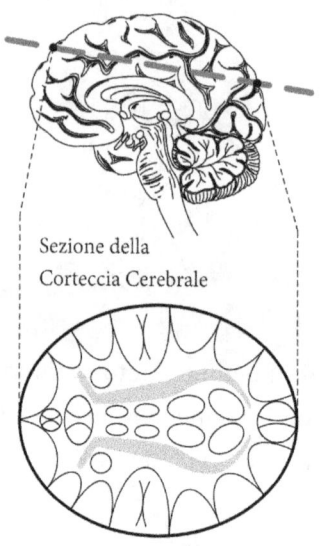

Sezione della
Corteccia Cerebrale

Questi relè cerebrali sono visibili alla TAC (Tomografia Assiale Computerizzata) cerebrale standard con tagli paralleli alla base cranica passanti per l'area che si vuole valutare. Con il miglioramento della definizione della TAC cerebrale avvenuta in questi anni, questi relè sono più difficili da repertoriare.

4. Il Conflitto Attivo

La DHS che è avvenuta segna l'inizio del programma speciale biologico e sensato della natura (SBS). Il sistema nervoso ortosimpatico sarà attivato per portare una risposta all'evento avvenuto in modo inaspettato e improvviso per poterlo risolvere in tempi utili. In questa prima fase si parla di Conflitto Attivo:

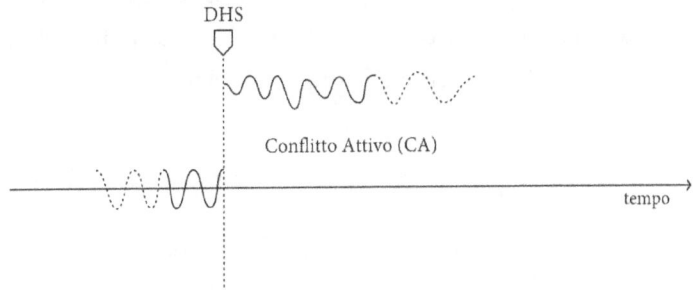

L'individuo in uno stato di Conflitto Attivo continuerà a rimuginare di giorno su quella cosa che gli è successa così inaspettatamente e se è stata molto intensa ci penserà anche di notte e si sveglierà tra la 01 e le 03 di mattina. A livello somatico avrà tutti quei segni legati ad un'attivazione del sistema simpatico, ovvero mani, piedi e pelle freddi, inappetenza, iperattività, pensiero ossessivo diretto verso il suo problema (DHS).

In Conflitto Attivo, complessivamente l'individuo sta bene e non ha sintomi che possono impensierirlo; tutte le sue energie fisiche e psichiche sono dirette a risolvere il suo problema (DHS). Altri piccoli problemi sono accantonati momentaneamente o, in ogni caso, non rappresentano in questo momento una priorità.

In questa fase, in base al tipo di conflitto (DHS) che ha subito, i tessuti cominciano a "rispondere" allo stato di simpaticotonia, ma non si hanno sintomi.

Se la DHS riguarda un conflitto del "boccone" corrispondente ad un qualsiasi tessuto che deriva dall'Endoderma, in Conflitto Attivo il tessuto aumenterà (proliferazione) e aumenterà la funzione relativa:

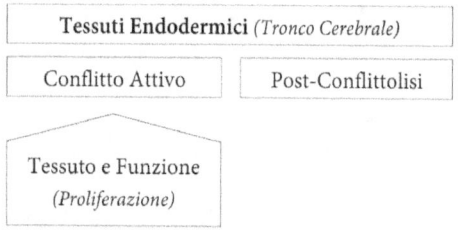

Se la DHS riguarda un conflitto del "sentirsi attaccati" corrispondente ad un qualsiasi tessuto che deriva dal Mesoderma Antico, in Conflitto Attivo il tessuto aumenterà e aumenterà la funzione relativa:

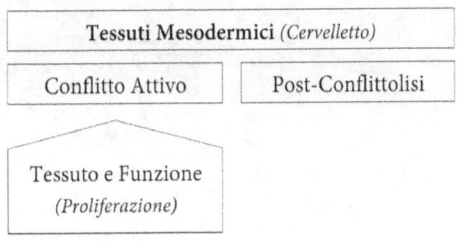

Se la DHS riguarda un conflitto di "auto-svalutazione" corrispondente ad un qualsiasi tessuto che deriva dal Mesoderma Recente, in conflitto attivo il tessuto ridurrà e si ridurrà la funzione relativa:

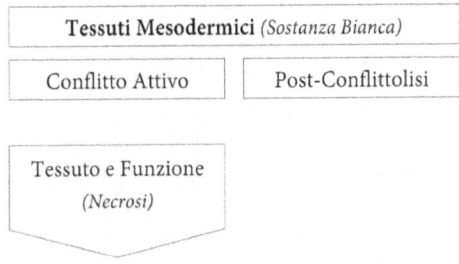

Se la DHS riguarda un conflitto di territorio corrispondente ad un qualsiasi tessuto che deriva dall'Ectoderma, in Conflitto Attivo il tessuto ridurrà (ulcera) e diminuirà la funzione relativa:

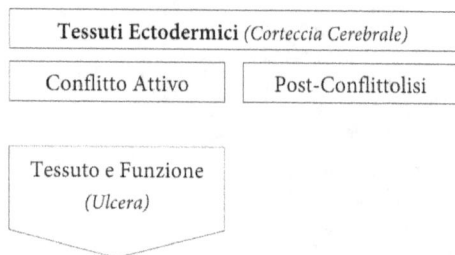

Il senso biologico (5° Legge Biologica) per tutti i conflitti che derivano dall'Endoderma, dal Mesoderma Antico e dall'Ectoderma è in Conflitto Attivo.

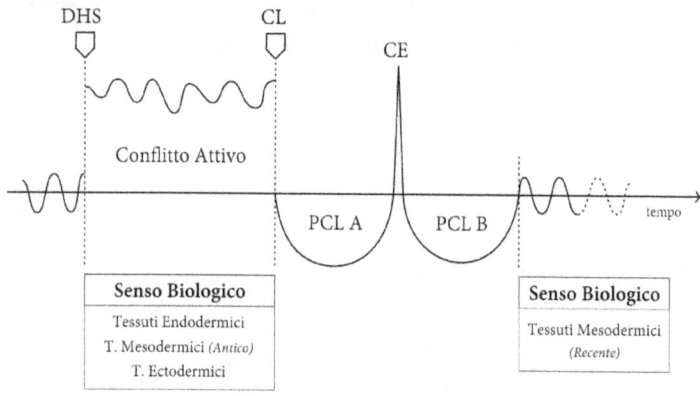

5. La Conflittolisi

La Conflittolisi accade quando, grazie allo stato di simpaticotonia precedente, riesco a risolvere il conflitto (DHS). La risoluzione del conflitto può accadere in diversi modi più o meno dipendenti dall'individuo. Posso mettermi nella condizione di allontanarmi definitivamente da quello che è accaduto, posso affrontare la situazione oppure come a volte accade le circostanze evolvono spontaneamente in una direzione risolutiva migliore anche senza un mio intervento diretto.

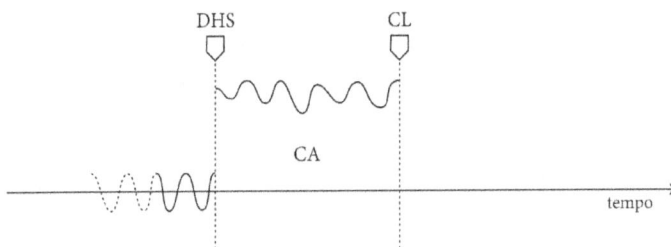

La Conflittolisi è un evento che permette di risolvere il conflitto biologico, ha una connotazione positiva e rappresenta un alleggerimento, una soluzione.

In seguito alla Conflittolisi avviene un cambiamento di fase; da uno stato di ortosimpaticotonia si passerà in una fase parasimpaticotonia o vagotonica cioè la fase Post-Conflittolitica di soluzione.

6. La Post-Conflittolisi

La fase Post-Conflittolitica (PCL) rappresenta la seconda fase della curva bifasica. E' una fase in cui l'attivazione del simpatico lascia il posto ad un'attivazione del sistema nervoso parasimpatico. ·

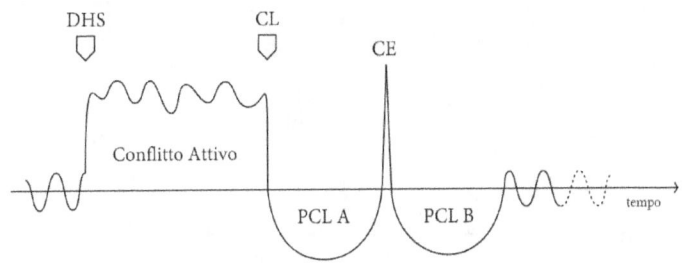

In questa fase vagotonica l'individuo sarà stanco, se può, dormirà di più del solito, avrà un sonno ristoratore, non penserà più al suo problema perché è finalmente risolto. A livello somatico avrà mani, piedi e pelle calda e compariranno i segni e i sintomi che porteranno la persona a chiedere un consulto medico per assegnare un nome alla propria "malattia".

I sintomi che si manifestano in questa fase sono in relazione al tipo di DHS che si è vissuta in precedenza e che ha iniziato il programma speciale biologico e sensato:

raffreddore, bronchite, vitiligine, dermatite, gastrite, epatite, cistite, psoriasi, pleurite, congiuntivite, miopia, lombalgia, rinite, cefalea, artrite, cervicalgia e tutte le altre cosiddette "malattie" che hanno una corrispondenza precisa e univoca con un conflitto biologico (DHS).

In questa seconda fase vagotonica, i tessuti cominciano a "rispondere" allo stato di parasimpaticotonia (3° Legge Biologica):

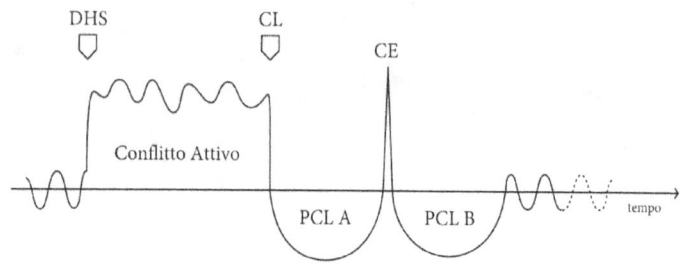

Se la DHS riguarda un conflitto del "boccone", corrispondente ad un qualsiasi tessuto che deriva dall'Endoderma in soluzione, il tessuto in esame e la sua relativa funzione si ridurranno:

Tessuti Endodermici	
Conflitto Attivo	Post-Conflittolisi
Tessuto e Funzione *(Proliferazione)*	Tessuto e Funzione *(Caseificazione)*

Se la DHS riguarda un conflitto del "sentirsi attaccati", corrispondente ad un qualsiasi tessuto che deriva dal Mesoderma Antico in soluzione, il tessuto in esame e la sua relativa funzione si ridurranno:

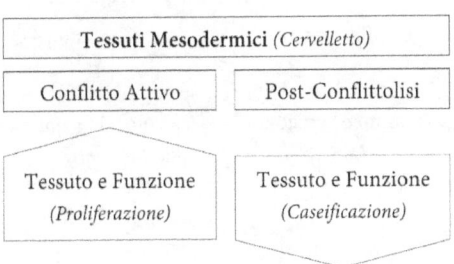

Tessuti Mesodermici *(Cervelletto)*	
Conflitto Attivo	Post-Conflittolisi
Tessuto e Funzione *(Proliferazione)*	Tessuto e Funzione *(Caseificazione)*

Se la DHS riguarda un conflitto di "auto-svalutazione" corrispondente ad un qualsiasi tessuto che deriva dal Mesoderma Recente in soluzione, il tessuto in esame e la sua relativa funzione aumenteranno per terminare la fase con "un'eccedenza" di tessuto:

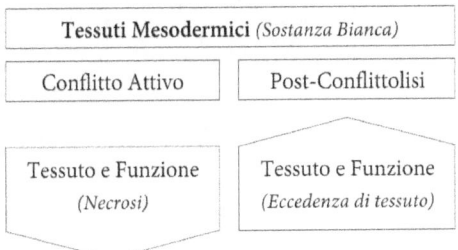

Tessuti Mesodermici *(Sostanza Bianca)*	
Conflitto Attivo	Post-Conflittolisi
Tessuto e Funzione *(Necrosi)*	Tessuto e Funzione *(Eccedenza di tessuto)*

Se la DHS riguarda un conflitto di "territorio" corrispondente ad un qualsiasi tessuto che deriva dall'Ectoderma in soluzione il tessuto in esame e la sua relativa funzione si ripristinerà:

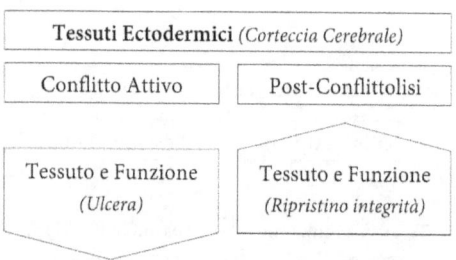

Come raffigurato in figura, la fase di soluzione vagotonica è composta a sua volta da tre curve:

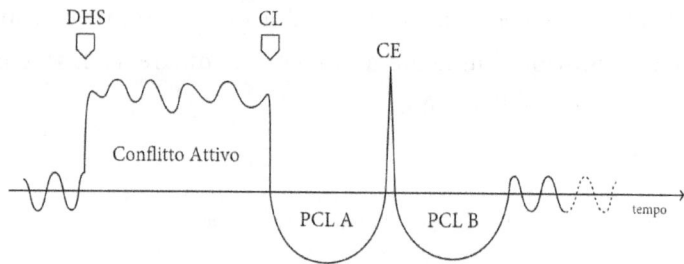

La fase PCL A è la prima fase parasimpaticotonica dove si assiste all'emergere del o dei sintomi. Analizzando una singola curva bifasica e senza recidive, la durata temporale di questa fase è esattamente la metà della durata del Conflitto Attivo ma con una durata massima di tre settimane (se la fase di CA è durata due settimane, la fase PCL A ha una durata di una settimana. Oltre le sei settimane di CA, la fase PCL A sarà sempre di tre settimane):

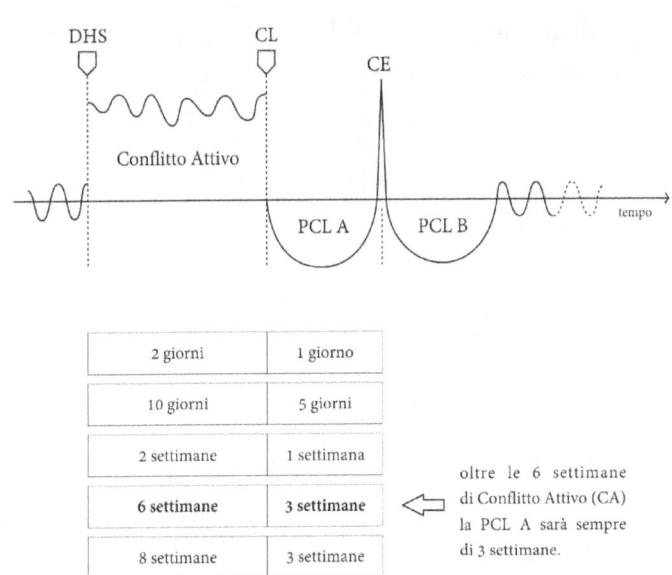

2 giorni	1 giorno
10 giorni	5 giorni
2 settimane	1 settimana
6 settimane	**3 settimane**
8 settimane	3 settimane

oltre le 6 settimane di Conflitto Attivo (CA) la PCL A sarà sempre di 3 settimane.

Successiva alla PCL A, si osserva un picco simpaticotonico che prende il nome di Crisi Epilettoide – CE (se la DHS è di tipo motorio, prenderà il nome di Crisi Epilettica) questo picco simpaticotonico a metà della fase di soluzione, ha la funzione di ridurre l'edema cerebrale a livello del HH e sarà accompagnato da una sintomatologia molto eclatante e acuta, che prenderà il nome di colica renale, colica biliare, colica intestinale, attacco di panico, ma sarà sempre in relazione al contenuto emotivo della DHS iniziale.

Biologicamente, la Crisi Epilettoide, ha una durata che varia da 10-20 secondi a quattro ore:

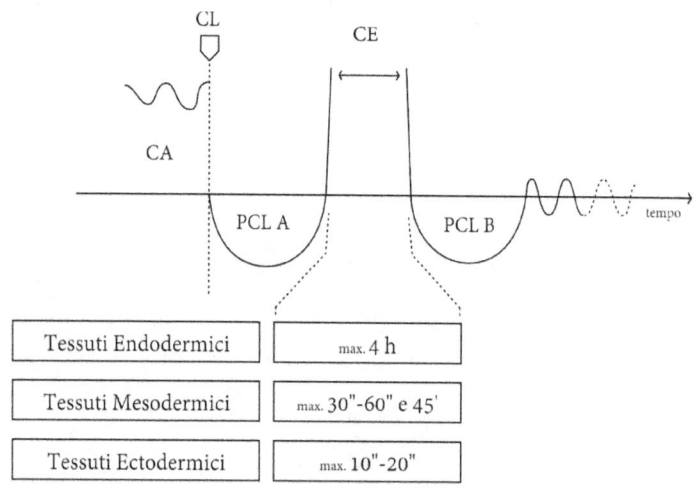

Tessuti Endodermici	max. 4 h
Tessuti Mesodermici	max. 30"-60" e 45'
Tessuti Ectodermici	max. 10"-20"

La durata massima della Crisi Epilettoide, come spesso accade, può superare il tempo massimo se va in "sospensione".

Terminata la Crisi Epilettoide si ripresenterà una fase vagotonica PCL B meno intensa dal punto di vista sintomatologico, che segnerà la fine del programma biologico e sensato della natura prima di ritornare in normotonia.

Nella fase Post-Conflittolitica, oltre ad avere una sintomatologia concernente la DHS coerentemente al tipo di tessuto coinvolto, si potrà avere anche la febbre di vario grado secondo la derivazione embrionale del tessuto:

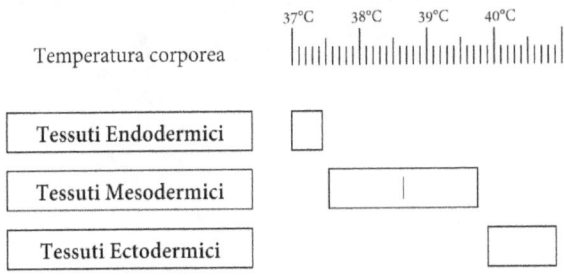

Il senso biologico (5° Legge Biologica) per i tessuti che derivano dal Mesoderma Recente avviene al termine della curva bifasica quando si ripristina la normotonia.

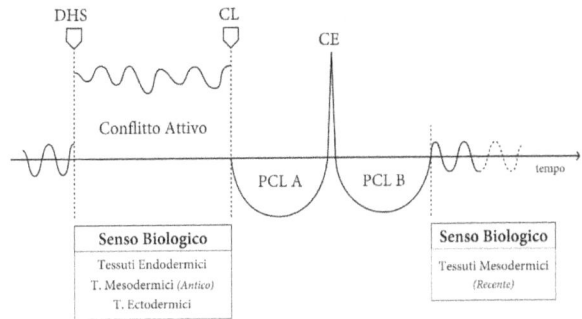

63

7. La Lateralità

Sapere se si è destrimani o mancini è fondamentale per comprendere il perché abbiamo alcune volte dei sintomi a destra o a sinistra del corpo, almeno per alcuni tessuti, e come "funziona" l'individuo.

Tra tutti i test che possono essere fatti per stabilire se si è destrimani o mancini, il Dr. Hamer ha potuto verificare che l'unico in grado di stabilire esattamente la lateralità è il Test dell'applauso.

Applaudendo come se fossimo a teatro, la mano che batte sopra dà la dominanza: il destrimano batterà la mano destra sopra la sinistra, mentre il mancino batterà la mano sinistra sopra la destra.

La regola della lateralità è valida solamente per i tessuti che derivano dal Mesoderma e dall'Ectoderma.

Nei destrimani, sia maschi sia femmine, la parte non dominante, la sinistra, è in relazione al nido, ovvero alla propria madre (anche adottiva) e ai propri figli o animali. La parte destra, invece, riguarda tutte le altre figure (papà, fratelli, sorelle, marito, moglie, amante, compagno, compagna, amici, amiche, datore di lavoro, colleghi, suoceri…):

DESTRIMANI	
la **sinistra** del corpo	la **destra** del corpo
la propria mamma i propri figli gli animali	padre, marito, moglie, compagni, fratelli, sorelle, amici, amiche, suoceri, parenti, datori di lavoro, colleghi e colleghe...

Nei mancini, sia maschi sia femmine, la parte non dominante, la destra, é in relazione alla propria madre (anche adottiva) e ai propri figli (anche adottati) o animali, mentre la parte dominante riguarda tutte le altre persone (papà, fratelli, sorelle, marito, moglie, amante, compagno, compagna, amici, amiche, datore di lavoro, colleghi, suoceri...):

MANCINI	
la **sinistra** del corpo	la **destra** del corpo
padre, marito, moglie, compagni, fratelli, sorelle, amici, amiche, suoceri, parenti, datori di lavoro, colleghi e colleghe...	la propria mamma i propri figli gli animali

8. I Binari

Nell'istante della DHS, il sistema nervoso "registra" non solo il conflitto che scatenerà il programma speciale biologico e sensate (SBS) , ma registrerà tutti quei "segnali" che hanno accompagnato e che erano presenti nel momento della DHS.

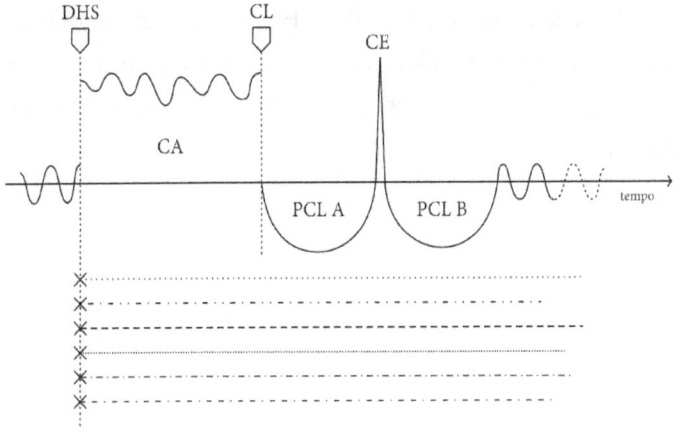

Se subisco una qualsiasi DHS mentre sto passeggiando sulla riva di un torrente, oltre alla DHS fisserò tutta una serie di "segnali", per esempio: il rumore dell'acqua, il ronzio delle zanzare, la temperatura dell'ambiente, il campanello della bicicletta e tanto altro.

Questi "segnali" in futuro, se si ripresenteranno insieme o isolatamente, causeranno la riattivazione della curva bifasica "originaria" legata all'evento già vissuto anche diversi anni prima; se questo si verifica avrò come risultato la manifestazione di sintomi inerenti la curva riattivata dal binario.

Questa modalità dal punto di vista biologico è ottimale perché rappresenta un "segnale di allarme" per non ricadere più in quella situazione così particolare e intensa già vissuta.

I binari, relativamente ale DHS e ai tessuti coinvolti, spiegano le allergie (reazioni allergiche), ma anche tutti quei sintomi che compaiono senza apparentemente nessuna DHS e CL recente.

9. Le Recidive

Verificandosi una DHS, l'individuo passa prima una fase di Conflitto Attivo (CA) e se arriva ad una Conflittolisi (CL), inizierà la fase vagotonica Post-Conflittolitica (PCL) che, in seguito, con il suo tempo biologico, ritornerà in normotonia.

Si parla di Recidiva quando l'individuo anziché progredire nella curva bifasica, come descritto, continuerà a passare da una fase vagotonica (PCL) a una fase simpaticotonica (CA), senza necessariamente ritornare in normotonia.

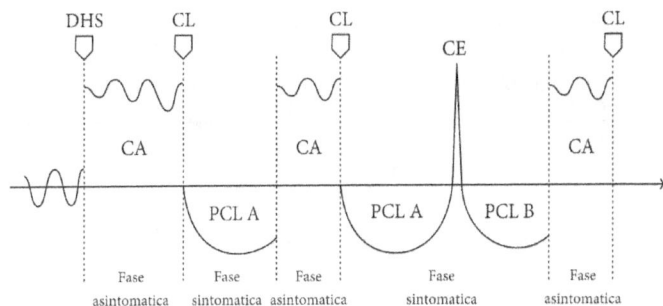

Questo andamento dipende dal ripresentarsi, quando si è in vagotonia (PCL), del Conflitto Attivo, dovuto all'evento che si ripresenta o tramite i binari. Questa modalità può essere portata avanti per molto tempo, anche per mesi.

Dal punto di vista sintomatologico si manifesteranno i sintomi in fase vagotonica (PCL) per poi avere una riduzione o sparizione dei sintomi in fase simpaticotonica (CA).

Le recidive spiegano, con estrema precisione temporale, tutte quelle malattie considerate croniche, degenerative e autoimmunitarie con le relative fasi di remissione e progressione:

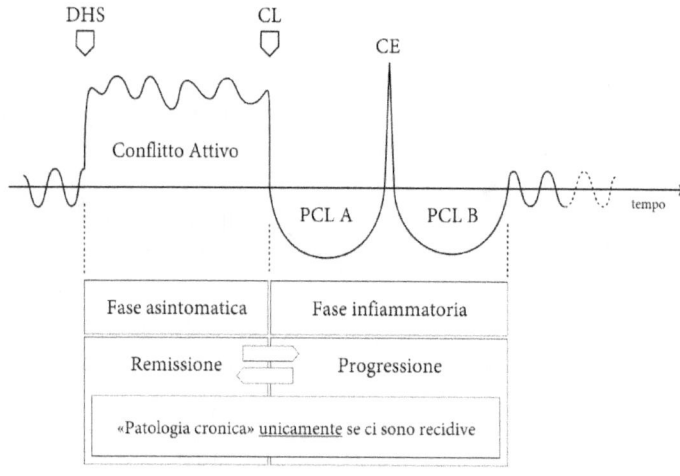

10. Il "profugo"

Tra tutti i conflitti biologici che viviamo, ce n'è uno molto importante e fondamentale per i suoi risvolti pratici che, se attivo, ha la capacità di aumentare la manifestazione sintomatica della curva parasimpaticotonica (PCL A e B) e di qualsiasi altra curva bifasica relativa a qualsiasi SBS attivo.

E' il conflitto del profugo, programma di ritenzione idrica, relativo al sistema dei Tubuli Collettori Renali , di derivazione endodermica, che in Conflitto Attivo fa aumentare la funzione:

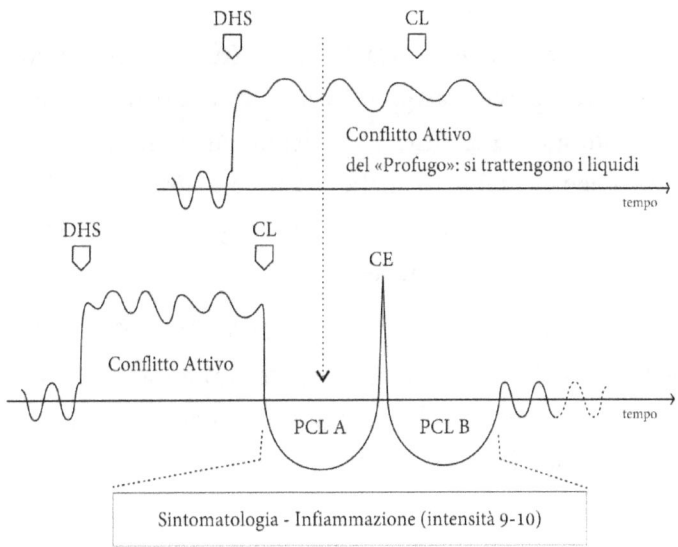

Per attivare il programma del profugo l'individuo deve sentirsi senza punti di riferimento, essere in uno stato di paura, panico, non si sente al sicuro, al di fuori del suo ambiente.

Nella fase simpaticotonica (CA) dei tubuli collettori renali:

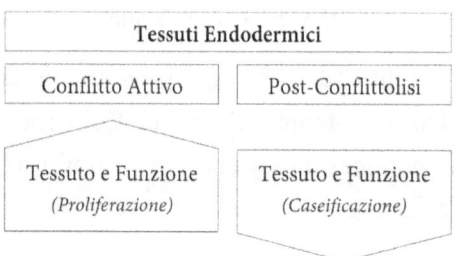

Avrò ritenzione idrica sistemica (tutto il corpo tratterà liquidi), ci si percepirà "gonfi" senza necessariamente nessun altro sintomo, ma se oltre al SBS dei tubuli collettori (conflitto del profugo attivo) avrò anche in atto un altro SBS in fase di soluzione (PCL A), la sintomatologia di quest'ultimo aumenterà esponenzialmente.

Il risultato sarà un edema locale della 2° curva più edema globale (CA tubuli collettori renali) della 1° curva e ne deriverà una sintomatologia molto più intensa (edema locale + edema sistemico = + dolore).

Una singola curva di soluzione (PCL) dà dolore o una sintomatologia che può raggiungere su una scala da 1 a 10, un punteggio di 2-3 con il conflitto del profugo attivo, invece, il dolore sale oltre un punteggio di 9-10.

11. La pelle

Al fine di comprendere al meglio i conflitti e, soprattutto, le manifestazioni somatiche delle patologie dermatologiche alla luce delle scoperte del Dr. Hamer, è fondamentale definire:

o   i tessuti coinvolti nei conflitti della pelle
o   la derivazione embriologica dei tessuti interessati
o   quali sono conflitti riguardanti la pelle
o   comportamento del tessuto coinvolto in relazione alla 3° legge biologica
o   4°- 5° legge biologica

Sebbene la pelle sia composta da diversi strati di cellule, sovrapposte con funzioni precise, è possibile distinguere fondamentalmente 2 strati principali: l'epidermide e il derma:

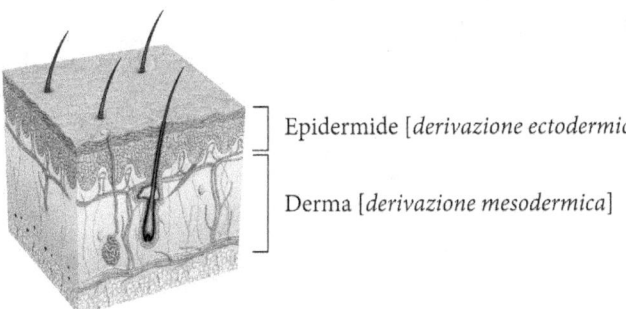

Epidermide [*derivazione ectodermica*]

Derma [*derivazione mesodermica*]

Dall'embriologia sappiamo che:

- dall'Ectoderma derivano le cellule che compongono l'epidermide e il follicolo pilifero con il relativo pelo.

- dal Mesoderma Antico derivano le cellule che compongono il derma, le ghiandole sebacee e sudoripare.

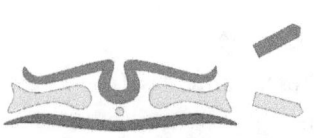

Ectoderma
Originano: Epidermide, Follicoli Piliferi, Peli

Mesoderma
Originano: Derma, Gh. Sebacee e Sudoripare

Foglietti Embrionali

Dalle scoperte del Dr. Hamer sappiamo che:

- l'epidermide e il follicolo pilifero "rispondono" ai conflitti di "separazione-perdita".

- il derma, le ghiandole sebacee e sudoripare "rispondono" ai conflitti del "sentirsi attaccati", aggrediti, conflitti inerenti alla sporcizia.

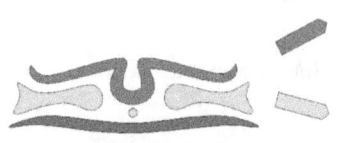

Ectoderma
Conflitti: Separazione

Mesoderma
Conflitti: Sentirsi attaccati (Protezione)

Foglietti Embrionali

Attraverso la 3° Legge Biologica conosciamo il comportamento del tessuto in relazione alla stimolazione neurovegetativa:

o l'epidermide e annessi di origine ectodermica in simpaticotonia porta a una riduzione di funzione e di tessuto, mentre in parasimpaticotonia ripristino della funzione e del tessuto, in normotonia ripristino delle normale funzionalità:

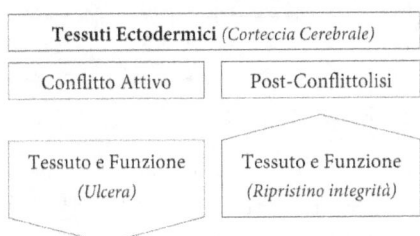

o il derma e suoi annessi di origine mesodermica antica in simpaticotonia porta un'aumentata funzione e di tessuto (proliferazione), mentre in parasimpaticotonia riduzione funzione e tessuto, in normotonia (rimane più o meno eccedenza di tessuto):

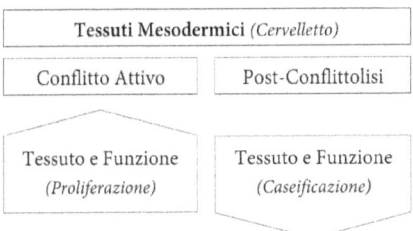

Riguardo la 4° Legge Biologica sappiamo che :

- i virus ottimizzano la fase di riparazione (PCL) dei tessuti che derivano dall'ectoderma.
- i funghi ottimizzano la fase di riparazione (PCL) dei tessuti che derivano dal mesoderma antico.

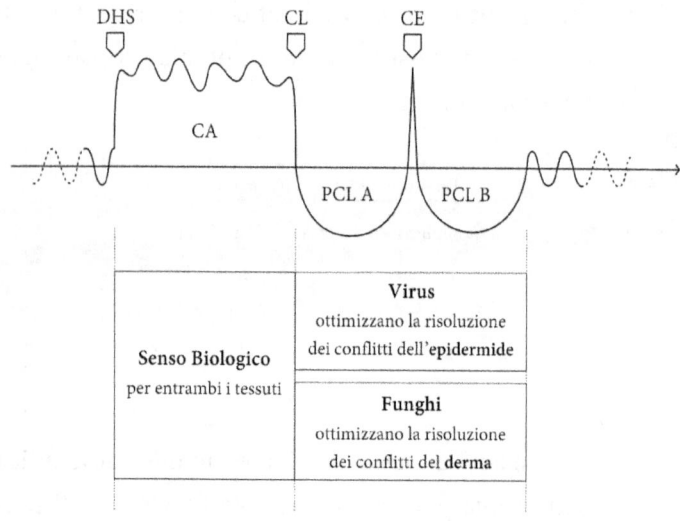

	Virus
Senso Biologico	ottimizzano la risoluzione dei conflitti dell'**epidermide**
per entrambi i tessuti	**Funghi**
	ottimizzano la risoluzione dei conflitti del **derma**

Mentre per la 5° Legge Biologica, che definisce il senso biologico, è per entrambi i tessuti in simpaticotonia (CA).

Prima di osservare e spiegare le cosiddette "patologie dermatologiche" si può fare un riassunto pratico sulle morfologia delle "lesioni" cutanee e sulla loro manifestazione sintomatica. In linea di massima, a livello cutaneo, è possibile descrivere sempre le stesse manifestazioni che possono assumere sfumature differenti in relazione all'intensità del conflitto (massa conflittuale) dalle recidive e ad ognuna verrà assegnato un determinato nome (vitiligo, psoriasi, herpes labiale, acne...).

L'Epidermide

L'epidermide "risponde" ai Conflitti di separazione e, a seconda che si trovi nella fase di CA o PCL, si avranno diverse modificazioni in relazione esclusivamente dell'attivazione neurovegetativa:

Pelle secca

La pelle secca indica la fase di conflitto attivo (CA) in un conflitto si separazione.

Pelle da rosata ad arrossata

Indica una fase parasimpaticotonica (PCLA-PCLB), ovvero di risoluzione (PCL) in un conflitto di separazione.

Ipopigmentazione cutanea

Fase simpaticotonica dell'epidermide (CA).

Pelle che si squama

Fase parasimpaticotonica (PCLB) dell'epidermide.

Prurito

Crisi epilettoide (CE) di un conflitto di separazione.

Ulcerazione

Conflitto di separazione con diverse recidive. L'ulcerazione si rende manifesta dopo la prima recidiva.

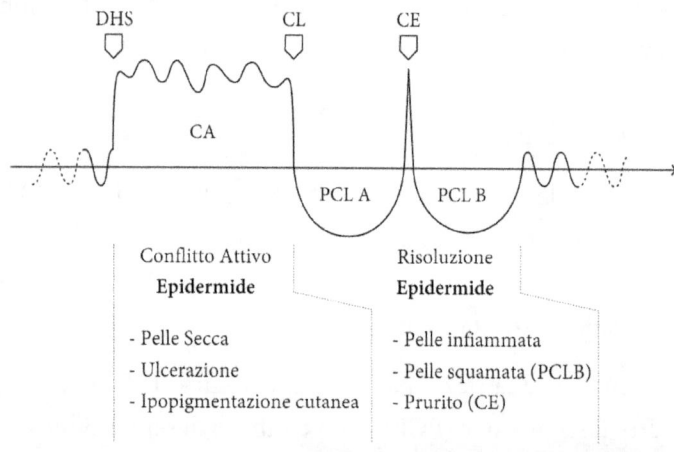

Il Derma

Il derma "risponde" ai Conflitti di protezione o "sentirsi attaccati", aggrediti, conflitti di sporcizia o perdita dell'integrità fisica e, a seconda che si trovi nella fase di CA o PCL, si avranno diverse modificazioni in relazione esclusivamente dell'attivazione neurovegetativa:

Ispessimento del derma

o se l'ispessimento è melanotico (CA) ad un livello-strato più superficiale del derma

o se l'ispessimento è amelanotico (CA) ad un livello più profondo relativamente al derma.

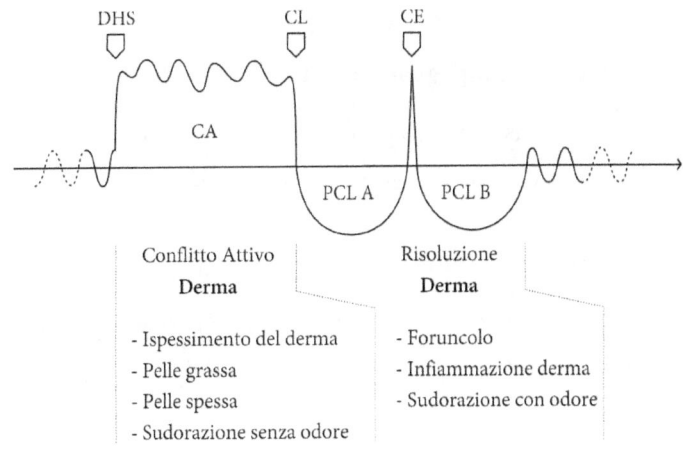

Foruncolo

Indica una fase parasimpaticotonia (PCL) di riparazione.

Pelle grassa

Simpaticotonia (CA) delle ghiandole sebacee con numerose recidive.

Pelle spessa

Simpaticotonia (CA) del derma con numerose recidive.

Sudore

Fase simpaticotonica delle ghiandole sudoripare (CA e CE).

Sudore accompagnato da odore

Fase parasimpaticotonica delle ghiandole sudoripare (PCL) e presente caseificazione a causa di funghi.

Sudore senza odore

Ipersudorazione senza odore (CA) delle ghiandole sudoripare.

12. Le patologie dermatolgiche

Comprese le 5 Leggi Biologiche e gli sviluppi pratici, passiamo ad osservare alcune patologie.

Importante sottolineare che la sede in cui si manifestano le "lesioni" possono essere in relazione a:

o lateralità (destrimane-mancino): per esempio un Herpes Labiale sul labbro sinistro, in un destrimano, sarà in relazione ad un conflitto di separazione dalla propria mamma o propri figli.

o alla sede locale del conflitto: per esempio se subisco un attacco diretto in un'area del corpo, per es. in seguito ad una ferita da taglio, svilupperò un cheloide.

Acne Vulgaris

Conflitto del "sentirsi attaccati" inteso come "piaccio o non piaccio" tipico, ma non esclusivo, dell'età puberale. A questo può essere concomitante un conflitto di svalutazione estetica locale. La fase simpaticotonica passa inosservata, ma durante la fase parasimpaticotonica (PCL), sotto l'azione di batteri, si verificano dei piccoli ascessi con necrosi e caseificazione.

La fase sintomatica produrrà l'inizio di un circolo vizioso che genererà diverse recidive.

Alopecia

Conflitto di separazione molto intensa da chi ci accarezza o ha accarezzato la testa. La morfologia dell'alopecia è sempre riguardo al tipo di contatto avuto. Nella fase di CA si ha perdita di capelli, mentre in vagotonia (PCL) si ha ricrescita solamente se il conflitto non è stato molto intenso e se non ci sono state recidive.

Angiomi

Conflitti di separazione con svalutazione con continue recidive. La lesione avviene esattamente dove abbiamo subito il conflitto di separazione/svalutazione secondo la mappa somatica dei conflitti di svalutazione inerenti le ossa, muscoli.

Calli ai piedi

Conflitto di separazione – "aggressione" da chi si intromette per farci cambiare idea (da chi ci pesta i piedi).

Calvizia

Conflitto di separazione dal padre se la perdita dei capelli si manifesta dalle tempie fino al vertice . Il padre non è presente nella propria vita come si vorrebbe. Naturalmente, in seguito a numerose recidive, si ha la progressiva perdita di capelli. Se si ha la perdita laterale dei capelli è in relazione sempre ad una separazione, ma dalla madre.

Cellulite

La cellulite, deriva da conflitti di svalutazione estetica locale. Se la svalutazione sarà del tipo i miei fianchi, i miei glutei o le mie cosce non mi piacciono svilupperò la cellulite sui fianchi, sui glutei o sulle cosce e via dicendo. Qui il tessuto coinvolto è connettivo (deriva dal mesoderma recente) e perciò il conflitto è di svalutazione. Dall'osservazione precisa della zona con la cellulite è possibile avere maggiori informazioni su ulteriori conflitti concomitanti; nel senso che se è presente anche pelle secca avrò anche un conflitto di separazione (in CA) in atto, se presenta dei "buchi" sarà presente il Conflitto del Profugo, stato di ritenzione idrica di tutto il corpo che andrà ad aggravare il quadro della cellulite localmente.

Cisti cutanee

Conflitto di "aggressione - attacco". La cisti si svilupperà dove biologicamente abbiamo subito l'attacco, aggressione.

Dermatite, Eczema, Orticaria

Può sembrare una visione semplicistica ma tutte queste forme sono conflitti di separazione in risoluzione, ovvero in fase Post-Conflittolitica (PCL): la pelle appare arrossata, calda, gonfia indice di fase vagotonica che è sempre successiva alla Conflitto Lisi (CL). La sede della manifestazione può essere in relazione alla lateralità, oppure alla sede dove è avvenuta la separazione, questo deve essere verificato unicamente con la persona interessata. Per esempio, se ho una dermatite nella parte interna, mediale, delle braccia il pensiero andrà ad una separazione da chi volevo o ho abbracciato; una dermatite sul collo o sul viso ricercherò una separazione da chi mi baciava sul collo o mi dava i baci sul viso... la manifestazione sintomatica, definita dermatite, per esempio, avviene sempre ed unicamente quando c'è un riavvicinamento, quando si riprende il contatto. Ogni manifestazione della "lesione", è sempre e costantemente dipendente dalla DHS, dalla massa conflittuale (CA), dalla risoluzione (CL), dalla durata delle recidive, dalla sede o le sedi del corpo in cui si è vissuta la separazione.

Quando la lesione assume la forma di "carta geografica", ovvero è rilevata, sta ad indicare che oltre quanto descritto la persona è in Profugo Attivo. L'orticaria, prurito se presente, indica che si sta verificando la Crisi Epilettoide.

Disidrosi

Nella disidrosi il tessuto coinvolto è il derma di derivazione mesodermica; perciò il conflitto è del tipo mi sento sporcato, aggredito, "attaccato". La lesione, le tipiche bollicine gialle che si aprono in superficie, avvengono esattamente lì dove mi sono sentito attaccato-sporcato. Per esempio, alcune persone lavano i piatti a mano, senza guanti, e questo in alcune circostanze può fare schifo, oppure accidentalmente si toccano delle cose, sostanze da cui ci sentiamo sporcati, aggrediti. Per i casi di disidrosi (recidive) che frequentemente abbiamo, proviamo a pensare cosa stiamo toccando frequentemente che ci fa schifo.

Funghi

Sono il risultato di conflitti legati al "sentirsi attaccati" con molte recidive. La sede darà maggiori indicazioni sulla sfumatura del conflitto.

Per esempio le persone che manifestano i funghi sulla parte alta della schiena sono individui che stanno vivendo una situazione dove si sentono costantemente attaccati (da dietro), criticati, giudicati, derisi...

Herpes Labiale

Quello che è definito come Herpes Labiale è il risultato di conflitti di separazione, non necessariamente sessuale, da chi si vuole baciare. La localizzazione destra-sinistra è dipendente dalla legge della lateralità (vedi capitolo 7). Per esempio, se un ragazzo destrimano subisce un conflitto di separazione dalla sua ragazza, in seguito (Conflitto Lisi) alla riunione, si verrà a creare la lesione sul labbro destro. Anche il labbro coinvolto, superiore o inferiore, dà informazioni circa il tipo di separazione, il labbro superiore è più in relazione al bacio, mentre il labbro inferiore è più legato all'espressione, conflitto di separazione con chi ci si vuole esprimere nella relazione.

Ci sono casi in cui la lesione è all'interno del naso, in questo caso è una separazione legata all'odore-profumo di una persona, la lateralità è sempre rispettata.

Herpes Genitale

L'Herpes genitale è identico all'Herpes Labiale, ma la connotazione è naturalmente sessuale.

Herpes Zooster (Fuoco di Sant'Antonio)

L'Herpes Zooster è riconducibile ad un conflitto di separazione molto intenso e alcune volte è concomitante ad

un conflitto di "sporcizia" zonale.In questo caso si ha anche la formazione di pustole che aprendosi possono emanare un odore fetido.

Nevi

Piccoli conflitti di separazione

Nei

Piccoli conflitti di separazione

Orticaria, prurito

Il prurito si riferisce sempre alla Crisi Epilettoide (CE) di un conflitto di separazione.

Pediculosi

I pidocchi si ritrovano unicamente in quei soggetti che si trovano nella fase post-conflittolitica di un conflitto di separazione. Gli individui che non hanno attivo il programma di separazione non ne saranno colpiti.

Psoriasi

Questo tipo di espressione è relativo ad un doppio conflitto di separazione in cui la componente, più superficiale e caratterizzata da scaglie argentee (pelle secca), è relativa ad un conflitto di separazione in Conflitto Attivo (CA), mentre la componente sottostante, pelle rossa, infiammata, è relativa ad un altro conflitto di separazione, per un'altra persona, nella fase conflittolitica (PCL). Può accadere che entrambe le fasi (CA e PCL) riguardino la medesima persona, ovvero mi sento separato e soffro, ma me ne faccio una ragione, mi va bene ma non mi va bene, tutto nello stesso momento e con la stessa persona. Se il quadro psoriasico dura per più di tre, quattro settimane è perché si sta recidivando. L'espressione della psoriasi inizia unicamente quando entra in gioco la seconda separazione, riuscendo a "lavorare" successivamente sulla separazione vissuta e alleggerendo biologicamente, e non psicologicamente, una delle due, la psoriasi scompare,

lasciando nella sede solamente una sola separazione in atto che a seconda dei casi sarà o pelle secca (CA) o pelle arrossata (PCL).

Verruche

Sono il risultato di conflitti di separazione con costanti recidive con la caratteristica particolare del tipo: vorrei avere un contatto, ma non ce l'ho oppure inverso, non voglio il contatto, ma sono costretto ad averlo perciò voglio - non voglio il contatto.

Le diverse localizzazioni, dita, palmo della mano, piedi, dipendono dal tipo di contatto, i piedi sono in relazione al "terreno" dove cammino, le mani al contatto e all'abilità manuale, allo scrivere, al giocare...

Sudorazione

Occorre distinguere tra la sudorazione fisiologica (che permette di raffreddare) e la sudorazione collegata a un conflitto biologico del sentiri attaccati, aggrediti. Biologicamente, se ci si sente attaccati si suda (ghiandole sudoripare) a causa della paura e per tutta la durata del pericolo (CA) il sudore non è accompaganto da odore (il "predatore" non sente il nostro odore). Andando in Conflittolisi (CL), dato che ci mettiamo al sicuro-riparo,

soprattutto in fase PCLA, oltre che a sudare, puzziamo, ma essendo il pericolo passato non è un problema.

Da quanto esposto, è facile comprendere perchè alcune volte si ha un "cattivo odore" e si potrà portare l'attenzione ad una discussione, litigio che ho avuto qualche giorno od ora prima. Gli individui che continuamente puzzano è perchè si sentono costantemente attaccati, criticati, derisi in tutti gli ambienti...

Vitiligine

La vitiligine è un conflitto di separazione brutale con una colorazione aggiuntiva di spregevole, brutto, sgradevole, schifoso ("separazione schifosa").

In Conflitto Attivo si ha riduzione di tessuto ovvero ipopigmentazione e, oltrepassata la Conflittolisi (CL), il tessuto tenta di ripristinare la pigmentazione. In alcune lesioni si nota sul perimetro della lesione un orletto rosso di ricrescita; se il conflitto è stato molto intenso non si osserva.

Considerazioni

Da quanto esposto fino ad ora è possibile verificare che le lesioni dermatologiche dipendono esclusivamente da quello che abbiamo vissuto e da quello che continuiamo a vivere, recidive, in relazione al conflitto iniziale.

Anche se in seguito ad una diagnosi medica, che definisce esattamente il nome della nostra patologia cutanea, la lesione non rimane sempre uguale nel tempo, ma va incontro a delle fasi di remissione e di esacerbazione; la spiegazione di queste modificazioni va ricercata esclusivamente coinvolgendo la persona interessata ed indagando sul suo vissuto presente attraverso le 5 Leggi Biologiche.

In questa ricerca, sui conflitti di separazione, molto spesso si ha difficoltà a portare la persona a ricordare quando è iniziato tutto. Il motivo, dal punto di vista biologico, è logico in quanto, avvenendo una separazione dove dietro c'è sempre dolore e sofferenza per la separazione, la memoria viene meno. Cercando di ricordare l'evento, spesso lo spazio temporale dove la persona colloca l'evento può sbagliare anche di 2-3 anni.

13. Terapie Farmacologiche

I farmaci interagiscono chimicamente con i tessuti. Fondamentalmente i cortisonici, antifungini e antibatterici hanno una proprietà simpaticotonica, ovvero artificialmente, chimicamente, portano il tessuto in uno stato di simpaticotonia (CA) dove per la 2° Legge Biologica sappiamo che non abbiamo sintomi.

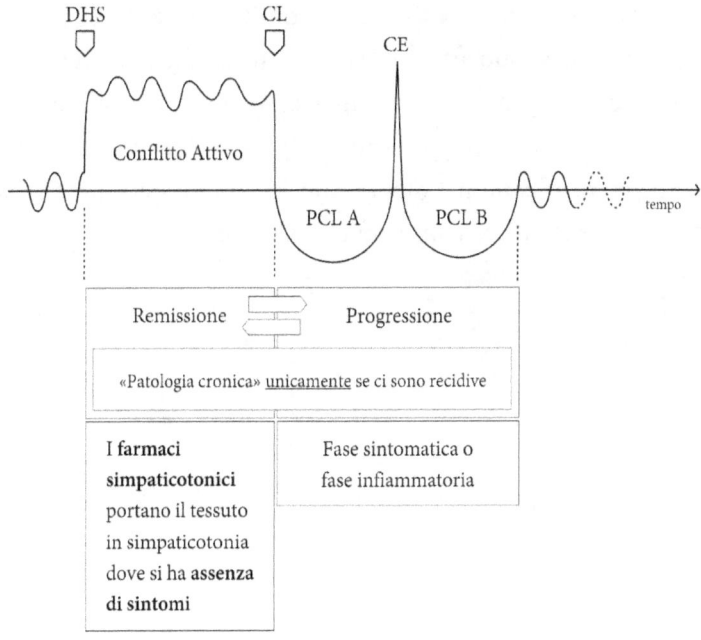

Un tessuto, per esempio la pelle, che si trova in uno stato di parasimpaticotonia (PCL), che corrisponde alla fase sintomatica, sottoposto all'azione del farmaco somministrato dal medico, sarà stimolato ad andare nella fase simpaticotonica dove si assisterà al miglioramento della sintomatologia. Terminando il ciclo terapeutico del farmaco, il processo biologico riprende e il tessuto, non più sottoposto all'azione chimica, ritornerà in parasimpaticotonia e, conseguentemente, si manifesteranno nuovamente i sintomi, sempre che non sia uscito dalle recidive.

Se la persona recidiva su un conflitto di separazione per 2, 3, 10 mesi, si può affermare con certezza che le terapie non funzioneranno; ma se si termina di recidivare quando si è sottoposti ad una terapia farmacologica, al termine del ciclo terapeutico, la sintomatologia non si ripresenterà perché la curva non sarà attivata ma sarà in normotonia.

14. Le Allergie Cutanee

Le così dette "allergie", secondo le 5 leggi biologiche, si "manifestano":

o   nella fase post-conflittolitica (sempre sintomatica)
o   tramite attivazione dei binari conflittuali

Secondo la 1° Legge Biologica, nell'istante della DHS l'individuo "registra" biologicamente, e non consapevolmente, tutti quei particolari presenti in quel momento in cui ha vissuto la DHS. Per esempio, se io vivo una qualsiasi DHS, che produrrà una curva bifasica, quando sto camminando sulla sponda di un torrente, in quell'istante farò come una "fotografia sensoriale" di tutto quello che mi circonda: il rumore dell'acqua, gli odori e i profumi, la temperatura, l'umidità, gli insetti, le voci che posso udire e molto altro. Da quell'istante ho fissato dei binari che rimarranno "memorizzati" per molto tempo o, per lo meno, fino a quando non ne diventerò consapevole. Ogni volta che rivivrò o si ripresenteranno dei binari collegati ad una precisa DHS che ho già vissuto, si riattiverà istantaneamente la curva bifasica dandomi conseguentemente una manifestazione sintomatica che molto spesso si nomina come "manifestazione allergica.

Un esempio reale può essere d'aiuto nella comprensione di quelle manifestazioni che chiamiamo allergie. Una giovane donna riferisce di essere allergica al pomodoro crudo. Non lo può né toccare con le mani né mangiarlo; se è cotto non accade niente, ma crudo le scatena una reazione allergica intensa e questa situazione dura da circa 18-20 anni. Secondo le 5 Leggi Biologiche questa persona ha vissuto una DHS dove erano presenti o in contatto pomodori! In effetti, questa persona, invitata a ricordare un certo evento intenso vissuto, precedente alla sua allergia, ha ricordato facilmente che da bambina è entrata di nascosto nell'orto di un contadino con una sua amica per raccogliere dei pomodori. Il contadino, vedendo qualcosa muoversi nell'orto, aveva sparato in aria con il fucile e insieme al suo cane, che abbaiava, aveva cominciato a correre verso l'orto. Le due bambine sono scappate. Da quel momento, come riferisce la persona, ha cominciato a manifestare la "strana allergia". Biologicamente è tutto sensato. Nel momento della DHS aveva in mano il pomodoro e il vegetale ha fatto binario. Ogni volta che riprende il binario, biologicamente lo legge come pericolo e si manifesta la reazione cutanea definita "allergia al pomodoro".

Naturalmente la domanda che chiunque si pone è: adesso può mangiare i pomodori? La risposta è sì. Chiedendo in seguito alla stessa persona cosa è accaduto in relazione ai pomodori, mi ha riferito che ricomprando i pomodori è andata con maggiore consapevolezza, ricordando l'evento fatidico. Non ha più mostrato nessuna reazione cutanea.

Altro esempio, un piccolo bambino ha iniziato a sviluppare una dermatite a livello del plesso solare e sulle guance. Indagando meglio con i genitori è emerso che al bambino alcune settimane prima è stato regalato un piccolo cucciolo di cane. Il bambino, appena poteva, si sdraiava sul letto o sul divano e poneva il cucciolo sulla pancia e si faceva dare i baci sul viso (guance). Fin qui nessun problema, ma il nonno ha successivamente cominciato a richiamarlo dicendo di non mettere il cagnolino sul letto. Il bambino, in questo modo, dovendo mettere per terra il cucciolo, ha subito un conflitto di separazione. Ogni volta che lo riprendeva in braccio, in assenza del nonno, andava in risoluzione e si manifestava una dermatite nella sede della separazione. Da quando è stato detto al nonno di non richiamare più il nipotino, la "dermatite" non è più tornata.

Il principio è semplice: in seguito ad un conflitto di separazione si attiva la curva bifasica, fino a quando si rimane in Conflitto Attico (CA), ovvero si rimane separati, l'epidermide si presenta più o meno secca; quando si verifica la Conflittolisi (CL), ovvero un riavvicinamento da chi ci si è separati, si assiste alla fase edematosa, infiammatoria, che durerà in relazione alla durata della fase CA, in assenza di recidive.

15. La ricerca dei conflitti e dei binari

Avendo definito e compreso le varie fasi della curva bifasica, il comportamento dei tessuti, a proposito del vissuto personale, si può passare ad una fase successiva per individuare tutte le componenti importanti nella lettura dei sintomi in relazione alle 5 Leggi Biologiche.

Qui di seguito, una proposta di domande utili nella ricerca dei conflitti e dei binari conflittuali che si sono verificati e di seguito la risposta-spiegazione.

Caso di Dermatite

Domande e risposte:

Qual è la manifestazione sintomatica?

- *Dermatite*

Che tessuto è coinvolto?

- *Epidermide*

A che tipo di conflitto risponde il tessuto coinvolto?

- *Conflitto di separazione*

Che comportamento ha quel tessuto riguardo alla 3°
legge biologica?

- L'epidermide deriva dall'ectoderma e, come per tutti i
tessuti che derivano dall'ectoderma, in CA si ha
riduzione di tessuto e di funzione. La zona risulta con
una diminuita sensibilità, mentre dopo la CL si ha
ripristino di tessuto, di funzione con aumento della
sensibilità, rossore, gonfiore... fase sintomatica.

Dove si manifesta nel corpo?

- Parte interna delle braccia sia a destra sia a sinistra. La
sede delle "lesioni" segue la legge della lateralità oppure
la sede dove è avvenu-ta, come in questo caso, la
separazione.

Quando si ha avuto la prima manifestazione?

- 2 anni fa

Dove si è verificata nel corpo la prima manifestazio-ne?

- Sempre nella stessa zona

La manifestazione sintomatica è andata a modifi-carsi
nel tempo?

- No

Questa manifestazione da quanto tempo sta durando?

- Da circa 2 anni

La sintomatologia va e viene?

- Sì, sembra migliorare, ma poi peggiora

Hai individuato eventi o situazioni scatenanti?

- Sì e no, ma non sono sempre gli stessi

Quando la dermatite peggiora?

- Nei week end, ma non si verifica sempre

Quando le sembra che migliori?

- Durante i giorni infrasettimanali

Queste domande sono più che sufficienti per ricercare l'evento o gli eventi scatenanti.

Attraverso la conoscenza delle 5 Leggi Biologiche e dai dati raccolti possiamo ipotizzare che questa donna, 2 anni fa, ha vissuto un conflitto di separazione da chi voleva abbracciare perché sono interessate la parte interna delle braccia, molto probabilmente o dai genitori (madre e padre o fratelli-sorelle) o da una persona vicina a lei, non necessariamente del nucleo familiare. Ripresentandosi ciclicamente la dermatite nel corso di 2 anni significa che le persona sta recidivando, ovvero da 2 anni a questa parte sta rivedendo (abbraccio) queste o questa persona.

E' naturale aspettarsi che la dermatite peggiori quando rivede o riabbraccia que-ste persone. I sintomi, in questo caso dermatite, accadono unicamente quando avviene la Conflittolisi (CL) che rappresenta un evento positivo, nel caso della dermatite un riavvicinamento.

Il tutto va verificato facendo esclusivamente alla persona interessata ulteriori domande come:

Cosa è successo nella sua vita circa due anni fa?

- *Mi sono sposata*

Dov'è andata a vivere?

-*Con mio marito a 130 Km di distanza dalla casa dei miei genitori*

Le mancano i suoi genitori?

- *Sì molto, appena possiamo, andiamo a trovarli, ma lavorando durante la settimana an-diamo nei week end*

Ha osservato, per caso, che la dermatite peggiora, quando va a trovare i suoi genitori?

- *Sì! Infatti, me lo sono chiesta più volte per-ché questo accadesse. Pensavo fosse il deter-sivo e l'ammorbidente che usava mia mam-ma, ma poi visto che lo uso anch'io a casa nostra e l'ho escluso. Ma non riuscivo a capi-re. Ah... adesso è tutto chiaro!*

Il processo, la comprensione del processo e semplicemente l'applicazione pratica, alcune volte possono risultare difficoltose soprattutto nelle fasi iniziali di studio e applicazione delle 5 Leggi Biologiche. Il dott. Hamer non ha scoperto "cose nuove" ha solamente compreso e, successivamente, codificato quello che abbiamo sempre vissuto e avuto sotto gli occhi da sempre.

Il Dott. Hamer ha compreso e verificato che la causa delle cosiddette "Patologie" è causata da eventi particolari che l'individuo vive nella sua vita, nel suo quotidiano, mentre abbiamo sempre orientato la nostra ricerca delle cause esterne a noi, verso i virus, batteri, funghi, errori,

errori del sistema immunitario, età, agenti atmosferici...; giustamente sempre ipotizzando cause multifattoriali non trovando mai per il 98% le cause delle "patologie".

16. La terapia

Parlare di terapia quando si osserva la realtà attraverso le 5 Leggi Biologiche non ha senso. La terapia è già la DHS come dice il dottor Hamer. Se vivo un evento acuto, drammatico, inaspettato è normale che il sistema nervoso neurovegetativo risponda efficacemente per porre rimedio in tempi molto rapidi. Riguardo a un conflitto di separazione in simpaticotonia (CA) si ha diminuzione di tessuto e di funzione. Questo vuol dire che la pelle della persona che ha subito la separazione avrà una riduzione di sensibilità cutanea, più o meno lieve e per tutta la durata della simpaticotonia; questo, dal punto di vista biologico, è grandioso perché in conflitto attivo (CA) di una separazione mi per-mette si "sentire meno" la separazione dalla persona. Non "sentendo", non soffro. Risolvendo la separazione (CL) il tessuto coinvolto ripristina la sua funzionalità e, soprattutto, in PCLA la parte coinvolta diventerà ipersensibile ancora di più se ci si trova in uno stato di profugo. Il profugo attivo intensifica sempre la fase sintomatica di risoluzione.

Comprendendo il "perché" si è già a metà dell'opera. La comprensione chiara e pulita delle 5 Leggi Biologiche permette di comprendere il perché e, con maggiore consapevolezza, mi permette, molto spesso, se ci sono le condizioni, di uscire dalle recidive ovvero di "spostarmi da lì"; altre volte di prevedere il "peggioramento della sintomatologia" sempre in relazione ad un evento, o altre volte, non potendo spostarmi, sarò costretto a vivere il processo in ascolto.

17. La salute, la malattia e la guarigione

Prima di osservare dove sta la salute, la malattia e la guarigione alla luce delle 5 Leggi Biologiche, prendiamo le definizioni, comunemente accettate, di queste tre entità:

La salute, definita nella Costituzione dell'Organizzazione Mondiale della Sanità, come "stato di completo benessere fisico, psichico e sociale e non semplice assenza di malattia".

La malattia si può definire come l'opposto della salute: un'alterazione dello stato fisiologico di un organismo capace di ridurre o modificare negativamente le funzionalità normali, unita al complesso delle reazioni fisiologiche che derivano dallo stato patologico.

La guarigione può essere definita come "il recupero della salute in seguito al superamento di una malattia".

Dal punto di vista biologico, dal punto di vista della Natura, non esiste la salute, non esiste la malattia né tanto meno la guarigione: queste sono tutte le definizioni date dalla mente* (*da evitare di estrapolare dal contesto e dal libro questa affermazione che potrebbe rappresentare per chi l'ha scritta una grave psicopatologia. Tutte le affermazioni vanno contestualizzate).

Possiamo vedere, la salute, la malattia e la guarigione dove sono sempre state in relazione alla curva biologica:

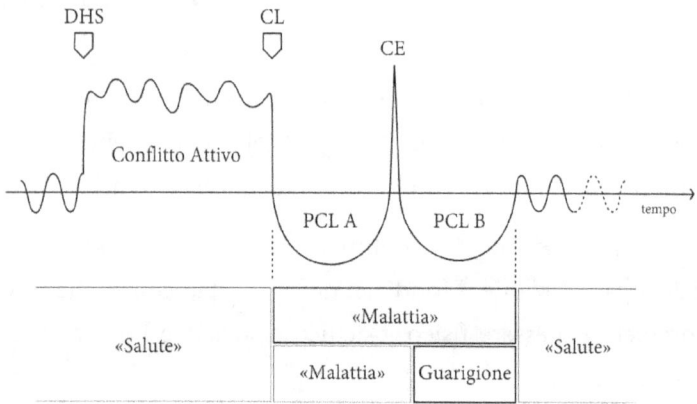

La salute: "stato di completo benessere fisico, psichico e sociale…" ovvero la normotonia, ma anche il conflitto attivo.

La malattia, l'opposto della salute e, visto che quando sono "malato" ho i sintomi, corrisponde alla fase di risoluzione, ma la "malattia" e la "guarigione" per un certo tempo si sovrappongono.

E' sempre stato così! Abbiamo definito quel "qualcosa" come "malattia" e l'abbiamo considerata come "sbaglio", qualcosa che bisogna "correggere", verso cui "combattere", un "blocco", un "errore", un "impazzimento"; ma allora bisogna porsi un quesito: la Natura è saggia o no? Dipende, come sempre, dagli interessi personali. A chi giova tutto questo?

Appendice

Il Sistema Nervoso

Il sistema nervoso è organizzato anatomicamente in:

Sistema Nervoso Centrale (SNC) che comprende l'encefalo (cervello) e il midollo spinale (nevrasse): riceve, integra ed elabora gli stimoli afferenti provenienti dal Sistema Nervoso Periferico (SNP) che, a sua volta, riceve gli stimoli efferenti dal SNC.

Sistema Nervoso Periferico (SNP) comprende i nervi cranici e i nervi spinali emergenti dal midollo spinale; si suddivide in due parti principali:

o **Sistema Nervoso Somatico** (SNS) responsabile delle risposte volontarie.

o **Sistema Nervoso Autonomo** (SNA), responsabile delle risposte involontarie, composto da:

    o **Sistema Nervoso Ortosimpatico**

    o **Sistema Nervoso Parasimpatico**

Il Sistema Nervoso Autonomo, oltre a regolare l'omeostasi dell'organismo, controlla tutte le funzioni del corpo che normalmente non sono sotto un controllo conscio; innervando ogni singolo tessuto, organo e viscere, è un sistema non influenzabile dalla volontà e opera con meccanismi autonomi ma sempre in stretta collaborazione reciproca con il Sistema Nervoso Centrale.

L'innervazione ortosimpatica è tradizionalmente descritta come una componente che svolge una funzione fuga/attacco, di allerta, mobilita e organizza le risorse energetiche in situazioni d'emergenza o pericolo, stimola il cuore e i polmoni, dilata i bronchi, contrae le arterie e inibisce l'apparato digerente, prepara l'organismo all'attività fisica mentre il sistema parasimpatico è un sistema che predispone al risparmio di energie, alla digestione, al sonno e al riposo.

I Foglietti Embrionali

La cellula fecondata (zigote), attraverso processi di divisione, differenziazione e accrescimento, darà origine al feto.

Lo sviluppo embrionale passa attraverso diverse fasi successive di segmentazione (morula, blastocisti), gastrulazione e organogenesi.

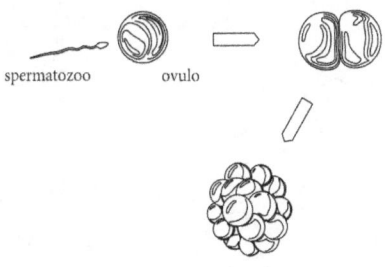

spermatozoo   ovulo

Nella gastrulazione le cellule vengono a distribuirsi in tre strati di tessuto definiti foglietti embrionali:

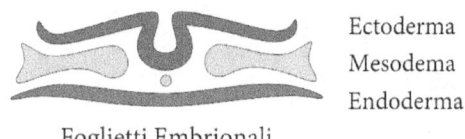

Ectoderma
Mesodema
Endoderma

Foglietti Embrionali

Da questi 3 foglietti germinativi deriveranno, per differenziazione successiva, tutti i tessuti del corpo. All'ottava settimana di gestazione, lo sviluppo embrionale termina per dare inizio all'organogenesi e l'embrione prende il nome di feto.

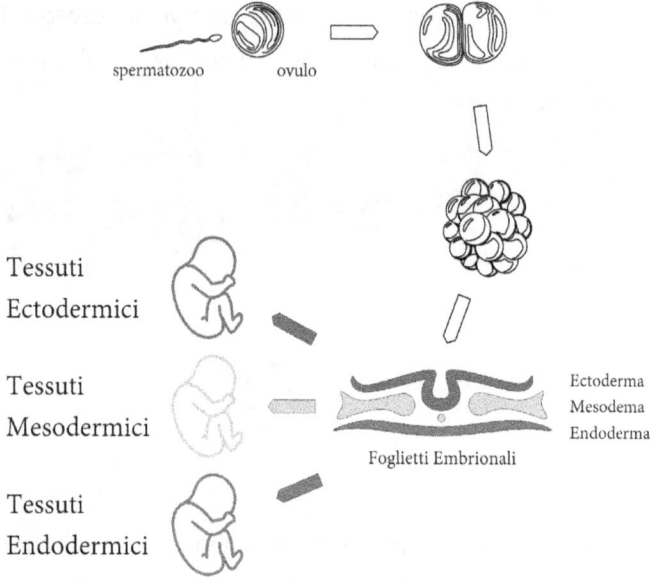

spermatozoo ovulo

Tessuti Ectodermici

Tessuti Mesodermici

Tessuti Endodermici

Foglietti Embrionali

Ectoderma
Mesodema
Endoderma

Schede

Le 5 Leggi Biologiche

dei tessuti di **origine Endodermica**
diretti dal **Tronco Cerebrale**
per i Conflitti : del **"boccone"**

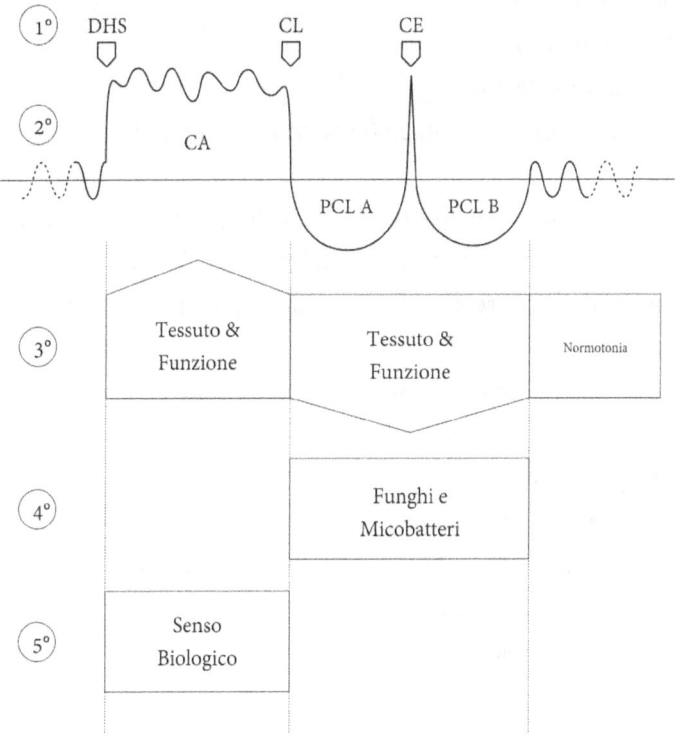

Tessuti di origine Endodermica

Submucosa orale

Palato

Ghiandole parotidi

Ghiandole salivari sublinguali

Tonsille

Adenoidi (faringe)

Ghiandole lacrimali

Iride

Ghiandola tiroidea

Ipofisi posteriore

Orecchio medio

Tromba d'Eustachio

Terzo inferiore dell'esofago (eccetto 2/3 inferiori)

Alveoli polmonari

Grande curvatura dello stomaco (eccetto piccola curvatura)

Parenchima epatico (eccetto dotti biliari e colecisti)

Parenchima pancreatico (eccetto dotti pancreatici e Isole del Langerhans)

Epitelio cilindrico del tratto gastro-intestinale

Duodeno (eccetto il bulbo duodenale)

Intestino tenue, crasso e sigma

Parte interna dell'ombelico

Midollare del surrene (eccetto corteccia surrenale)

Tubuli collettori renali

Submucosa rettale

Trigono della vescica

Mucosa del corpo dell'utero

Ghiandole del Bartolini

Tube di Falloppio

Tessuto ovarico (eccetto tessuto interstiziale)

Tessuto testicolare

Prostata

Ghiandole che producono lo smegma

Muscolatura liscia.

Le 5 Leggi Biologiche

dei tessuti di **origine Mesodermica**

diretti dal **Cervelletto**

per i Conflitti : del **"sentirsi attaccati"**

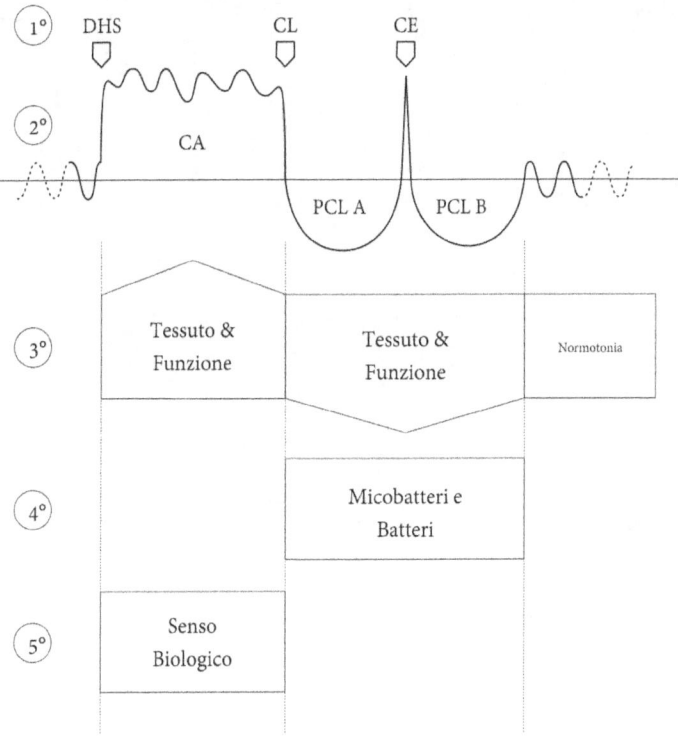

Tessuti di origine Mesodermica

Derma
Ghiandola mammaria *(eccetto dotti)*
Pericardio
Pleura
Peritoneo
Grande omento

Le 5 Leggi Biologiche

dei tessuti di **origine Mesodermica**

diretti dalla **Sostanza Bianca**

per i Conflitti : di **"auto-svalutazione"**

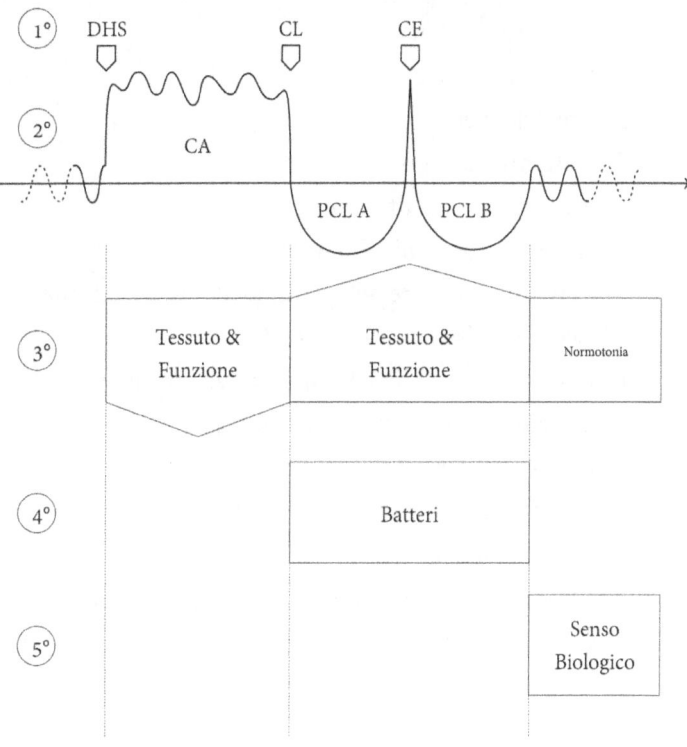

Tessuti di origine Mesodermica

Tessuto connettivo

Tessuto linfatico (linfonodi)

Tessuto tendineo

Tessuto adiposo

Tessuto cartilagineo

Tessuto osseo

Denti (dentina)

Milza

Muscolatura striata

Parete delle arterie

Parete delle vene

Tessuto miocardico

Muscolatura liscia uterina

Muscolatura del collo dell'utero

Muscolatura anulare dello sfintere del collo dell'utero

Muscolatura (striata) della vescica

Muscolatura anulare dello sfintere vescicale

Muscolatura liscia del tratto intestinale

Muscolatura (striata) del retto

Muscolatura anulare dello sfintere anale

Corteccia Surrenale

Tessuto interstiziale ovarico (escluso parenchima)

Tessuto interstiziale testicolare (escluso parenchima)

Parenchima renale

Le 5 Leggi Biologiche

dei tessuti di **origine Ectodermica**

diretti dalla **Corteccia Cerebrale**

per i Conflitti : di **"territorio e separazione"**

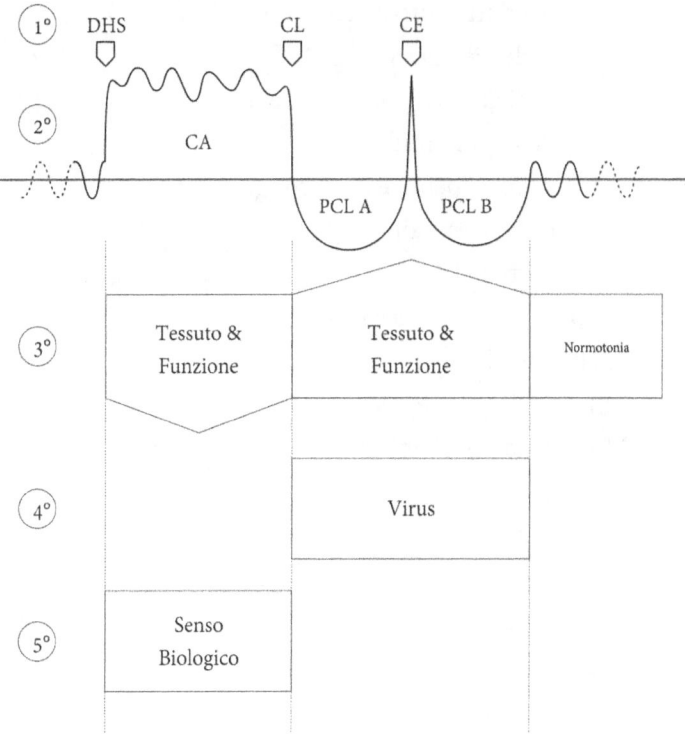

Tessuti di origine Ectodermica

Epitelio pavimentoso
    dei dotti tiroidei
    della laringe
    degli archi branchiali
    dei dotti lattiferi (mammella)
    della mucosa bronchiale
    dei dotti pancreatici
    delle vie biliari
    del bacinetto renale e ureteri
    dell'epidermide
    della palpebra e della congiuntiva
    dotti lacrimali
    dotti della parotide e ghiandole sublinguali
Corpo vitreo, cornea e cristallino
Smalto dei denti
Intima delle arterie e vene coronariche
Mucosa nasale e seni paranasali
Mucosa orale
Mucosa dei 2/3 superiori dell'esofago
Mucosa gastrica (piccola curvatura)
Mucosa del collo e orifizio dell'utero
Mucosa vaginale
Mucosa rettale
Mucosa vescicale (eccetto il trigono)
Pancreas (Cellule alfa e beta)
Periostio

Bibliografia

Dr. Med. Mag. Theol. Ryke Geerd Hamer
Testamento per una Nuova Medicina Germanica®
© *1999 Amici di Dirk, Ediciones de la Nueva Medicina S.L*

Dr. Med. Mag. Theol. Ryke Geerd Hamer
Tabella Scientifica della Nuova Medicina Germanica®
© *2007 Amici di Dirk, Ediciones de la Nueva Medicina S.L*

Dr. Med. Mag. Theol. Ryke Geerd Hamer
Il Capovolgimento Diagnostico
© *2003 Amici di Dirk, Ediciones de la Nueva Medicina S.L*

Dr. Med. Mag. Theol. Ryke Geerd Hamer
Il Cancro e tutte le cosidette "malattie"
© *2003 Amici di Dirk, Ediciones de la Nueva Medicina S.L*

Dello stesso autore:

Andrea Taddei
Le 5 Leggi Biologiche e la Nuova Medicina del Dr. Hamer
© *2012 YouCanPrint Edizioni*

Andrea Taddei
Le 5 Leggi Biologiche: Ossa, Muscoli e articolazioni. La Nuova
Medicina del Dr. Hamer
© *2013 Andrea Taddei*

L'autore

Andrea Taddei è nato a Milano nel 1970. Durante gli Studi Universitari in Medicina e Chirurgia, apprende diverse BioDiscipline quali CranioSacrale, Medicina Tradizionale Cinese, Shiatsu, Medicina Ayurvedica, Yoga e Meditazione. In seguito all'abbandono degli Studi Accademici si dedica a tempo pieno alla diffusione e allo studio delle BioDiscipline.

Tiene seminari divulgativi e corsi di approfondimento sulle 5 Leggi Biologiche. Il sito di riferimento: www.5leggibiologiche.it.

Appunti